歐洲醫療五百年

卷一｜醫療與常民

克爾·瓦丁頓————著
KEIR WADDINGTON
李尚仁————譯

U0007476

AN INTRODUCTION TO
The SOCIAL HISTORY of
MEDICINE:
EUROPE SINCE 1500

目 次CONTENTS

譯　序

李尚仁｜中研院歷史語言所副研究員

　　醫學史在台灣常被視為一個新興的學術領域，然而，著名的醫學史學者田京（Owesi Temkin）曾說：「醫師研讀醫學史已經有兩千年的歷史了」。這句話有多種含義：在十九世紀前，西方醫師閱讀以拉丁文與希臘文寫作的醫學經典，他們吸收、使用希波克拉底與蓋倫等古希臘、古羅馬名醫的教誨，來解釋個人疾病的發生、瘟疫的流行以及預防與治療之道。類似中醫師閱讀與使用《黃帝內經》、《傷寒論》與《本草綱目》等經典。這樣的情況到了十九世紀隨著西方醫學逐漸脫離此一古典傳統而開始改變，許多醫師研究醫學史，不再是為了臨床或研究上的直接應用，而是出於歷史與人文的興趣。到了二十世紀初，醫學史更成為學院研究的領域，開始有自己的研究機構、刊物以及專業的歷史學者。

　　然而，即便醫學史開始成為專門的研究領域，早期醫學史研究者多為醫師兼史學家、或是醫師轉為歷史學者，其研究主題與興趣往往是醫學（尤其是該研究者本身的專科領域）的進步、醫學觀念的改變、史上著名醫師的傳記等等，具有相當強的觀念史、內

部史傾向，有時也不免染上進步史觀的色彩。這種
情況到了一九七〇年代開始改變，醫學社會史（social
history of medicine）開始蔚為研究潮流，強調將醫學放
在社會脈絡中考察，探討社會因素如何形塑醫療形
態、知識內容與研究方向，也探討醫療機構、措施與
政策如何與社會互動，造成怎樣的後果。將醫學史視
為一般史的一環（而非某種封閉玄奧的專門領域），
是醫學社會史的重要旨趣。

　　本書作者瓦丁頓（Keir Waddington）教授任教於英
國威爾斯卡地夫大學，是醫學社會史研究中壯輩的傑
出學者，其重要的研究包括醫院史、醫學教育史以及
食品安全的歷史。[1] 在《歐洲醫療五百年》這本書中，
瓦丁頓教授達成了幾乎是不可能的任務：整理、綜合
近四十年來，對歐洲十六到二十世紀醫療社會史大
量、多樣而豐富的研究成果，寫成一本精彩可讀的介
紹性著作，讓讀者一方面能對現代西方醫療的歷史有
宏觀的理解，另一方面又能掌握醫療社會史研究的發
展、議題、爭論、面臨的挑戰與前景。對醫學史感興
趣的一般讀者以及醫療專業人員而言，透過本書可以

---

1 他的主要相關著作包括 *Charity and the London Hospitals, 1850-1898*
(Boydell Press, 2000); *Medical Education at St Bartholomew's Hospital,
1123-1995.* (Boydell Press, 2003); *The Bovine Scourge: Meat, Tuberculosis
and Public Health, 1850-1914*（Boydell Press, 2006).

看到歐洲這五百年來醫療發展與社會變遷之間深遠而複雜的關係；對想進一步探究西方醫學史的學生，乃至研究醫學史的學者，這本書提供了許多豐富的洞見、索引與學術資源。它固然是瓦丁頓教授廣泛閱讀、慎思綜述的產物，但也可以將它視為英語學界醫療社會史研究社群累積的豐富研究成果的一個結晶。

　　儘管這是本綜合大量研究成果的著作，但是讀者在書中不會看到套用時髦理論與概念、吸引人卻簡化複雜歷史的漂亮說法，或是看似完整一致實則以偏概全的極端理論立場；但它絕非只是事件的敘述或資料的堆疊。以大量心力與無比耐心將理論、概念與史學潮流放在大量而紛雜的史料中試用、檢驗、琢磨與修正，說出一則又一則具有分析性與理論意識，但又立足於堅實史料基礎上的故事，正是社會醫學史最吸引人、知識力道最強大的強項。瓦丁頓在本書中引用了許多知名學者的研究成果，但他也勇於提出自己的觀點與評斷。若要用有點簡化的方式形容瓦丁頓的立場，或許可形容為一種持平的折衷主義。從瓦丁頓如何評價傅科（Michel Foucault）提出的兩個影響醫學史深遠的看法 ，就可以看出他治學的特色。例如，〈精神病院〉一章介紹了幾位研究瘋狂史的重要學者對傅科「大監禁」說法的駁斥，在贊同這些批評之餘，瓦丁頓仔細地介紹了不同學者對精神病院的興起所提出的

種種因素和解釋，如資本主義工業革命、商業社會興起、醫師的專業擴張以及現代國家對偏差人口的管控等，但也謹慎地提出種種保留意見，指出任何單一因素都難以完整解釋此一重要現象。同樣地，對於傅科乃至目前醫學史學界主流認定大革命後的巴黎是「臨床醫學誕生」的地點，瓦丁頓一方面引用持論不同的歷史學者的研究，強調病理解剖、臨床教學等巴黎醫學特色，其實在十八世紀已經出現於愛丁堡與倫敦的醫院與醫學校，而巴黎臨床醫學的重要性是十九世紀下半法國醫學失去領導地位後，法國醫界事後建構出來的形象；然而，他也強調大革命後的巴黎在政治社會激盪的情況下，以深具活力與前所未有的規模，將這些要素整合到醫學改革中，因此也不宜因為這些修正主義的史學成果，而過於貶抑其重要性。這些細緻的史學分梳，是本書的重要貢獻。不過讀者若對這些史學辯論不熟悉或不感興趣，那麼在閱讀本書時，不妨先跳過第一章，而每章開場的史學回顧也可快速瀏覽即可，待讀完後面的敘述之後，再回頭仔細閱讀這些部分，將可更輕易地掌握瓦丁頓的論旨。

這本書不是用一般編年史（古代醫學、中世紀醫學、文藝復興或近現代醫學、現代醫學）的方式書寫，而是以個別主題為架構。表面上看來，這似乎使得這本書更為專門、更技術性，然而，實際上這種寫法一

方面使得這本書更容易與一般史的課題結合。例如，對戰爭史有興趣的讀者可以從〈醫療與戰爭〉瞭解到戰爭史的一個重要側面；想進一步探索瘋狂史的人可以從〈精神病院〉讀到對相關史學研究與議題的細膩檢討；關心婦女史或女性主義議題的讀者，不該錯過〈女性、健康與醫療〉；對文化史乃至歐洲民眾文化感興趣者，則可以從〈宗教與醫療〉、〈自助醫療與醫療市場〉等章發現許多有意思的歷史描述。主題式的寫作也特別適合醫學人文教學，〈解剖學〉、〈外科〉、〈醫院〉、〈疾病〉等章，都可作為醫學院課程的教材。最後，這本書雖然是歷史著作，然而它探討的範圍一直延伸到二十世紀末，因而能觸及不少當下重大的醫療保健問題。例如關心目前全民健保制度種種問題者，不妨仔細閱讀〈健康照護與國家〉，了解不同健康照護制度的歷史與它們之間的差別，乃至醫療制度和現代國家與政治經濟之間的複雜關係，或許對當下的爭議會有更慎思明辨的看法；而那些對所謂「醫療崩壞」現象憂心忡忡或竭力批判者，若能留意〈公共衛生〉、〈專業化〉、〈科學與醫學〉等章的討論，也許就不會把當下的醫療問題簡單地歸咎於健保給付制度不良，而對現代醫學目前所面對巨大困難與複雜挑戰，能有更廣泛深入的理解。

　　翻譯本書期間，余玟欣小姐、曾令儀小姐、蔡宛

蓉小姐、賴姿伶小姐、陳姿琪小姐、陳昭宏先生、楊文喬先生提供寶貴的協助，讓我可以在無後顧之憂的情況下以更快的效率與更好的品質完成這份工作。史語所的同事、同時也具有精神科專科醫師資格的巫毓荃博士，閱讀本書第十六章的譯稿，提供許多寶貴的修定意見。左岸編輯林巧玲小姐的專業協助，讓本書文字更為流暢易讀。謹在此向他們致上謝忱。當然，譯文若有任何疏漏、錯誤或不妥之處，完全是我要自負的責任。

致　謝

　　要一一感謝對本書寫作有所貢獻的人是很困難的。我從這些年來所教過的學生中獲益許多，從他們身上學得很多；還有那些會議論文的報告人、醫學社會史學會（Society for the Social History of Medicine）的同儕、曾經提供我協助的檔案館與圖書館館員、還有那些充滿耐心和我一起討論醫學社會史的同事。我特別要感謝以下幾位特定學者，他們提供我無價的支持與評論：蘿帛妲・貝玟絲（Roberta Bivins）、比爾・拜能（Bill Bynum）、比爾・瓊斯（Bill Jones）、柯林・瓊斯（Colin Jones）、克里斯・翰林（Chris Hamlin）、法蘭克・輝斯曼（Frank Huisman）、派特・赫德遜（Pat Hudson）、史帝夫・金恩（Steve King）、克里斯・勞倫斯（Chris Lawrence）、崔西・魯格蘭（Tracey Loughran）、露絲・麥克艾洛伊（Ruth McElroy）、安東尼・曼達爾（Anthony Mandal）、希拉蕊・瑪爾蘭（Hilary Marland）、凱文・巴斯摩（Kevin Passmore）、約翰・匹克史東（John Pickstone）、雄恩・塔佛（Shaun Tougher）、史提夫・湯林森（Steve Tomlinson）、史蒂芬妮・沃德（Stephanie Ward）、阿碧蓋兒・伍德斯（Abigail Woods）和米克・沃博伊斯（Mike Worboys）。他們或是在這本書寫作期間對我鼓勵有加，或是提出建議，而蘿絲・湯普森（Rose

Thompson）和安・哈蒂（Anne Hardy）則給我全力的支持。在本書寫作後期，洛伊・鮑文（Lloyd Bowen）、理查・塞格（Richard Sugg）與嘉新・沃克（Garthine Walker）對近現代的章節盡其可能地提出有用的評論，費伊・漢彌頓（Faye Hammill）、凱特・吉利弗（Kate Gilliver）、馬丁・威利斯（Martin Willis）、維克・波拉克（Vike Plock）和約拿森・萊恩納茲（Jonathan Reinarz）則仔細地閱讀各章，他們許多有用的評論是無價的。我還要感謝馬丁・丹頓（Martin Daunton）、和安・哈蒂以及已經過世的洛伊・波特（Roy Porter），讓我走上寫作這本書的道路。我也要感謝衛康圖書館（Wellcome Library）的瑪莉－路易絲・柯拉德（Marie-Louise Collard）以及帕格瑞夫（Palgrave）出版社珍妮・布內爾（Jenni Burnell）、費莉絲汀・諾伯（Felicity Noble）以及其他同事的耐心和支持。

克爾・瓦丁頓（Keir Waddington）

作者與出版商要感謝下列的單位，容許我們使用他們的著作權材料：倫敦衛康圖書館（Wellcome Library, London）提供這本書所有的圖像。經濟合作與發展組織（OECD）的「健康資料庫2010：統計與指標」（Health Data 2010: Statistics and Indicators）提供各國的健康支出資料。網址：www.oecd.org/health/healthdata

我們已經盡所有可能找出相關著作權持有者，但是出版商若有任何的疏失，請儘速和我們聯繫並進行必要的安排。

序　言

本書濫觴於我的醫療社會史研究與教學。雖然它所審視的主題，醫療史學者皆熟悉，也常出現於大學部課程，不過此書整合了約自1500年到二十世紀晚期為止的醫療社會史專門知識，以及新的考察方法。它探討古典概念的身體觀，在這段期間如何重獲淬煉，或遭到拒絕；身體與醫學之新模型的出現；新專業結構與新階序的創建；新機構的成立，以及新的生物醫學典範如何在這些機構中建立。一方面，醫療以及健康照護的供應方式，在這段期間出現徹底而全面的轉變；另一方面，疾病知識與治療方式卻也有其延續性。本書檢視近五百年的醫療社會史，探討醫學思想和實作（practice）的連續與斷裂。此一探討方式鼓勵讀者思考人們如何運用醫學屢屢重塑身體觀與疾病觀，它是如何影響福利政策與健康照護的普及，而這一切又如何關聯到不同的政治、文化、知識與社會經濟脈絡。本書的焦點不是個人、個別機構或是醫學發現，而是對歐洲醫療社會史的關鍵主題進行比較探討。

在此最好先警告讀者，書寫比較史（comparative history）會遭遇到一些明顯的難題。它有淪於膚淺與過度概括的風險、也可能太過注重國際主義而忽略多

樣性，或誤以為特定個案研究具有代表性。這些問題沒有簡單的解決方法，因此並不意外地，有些歷史學者會認為用國家或是區域作為研究單位，會比較豐富而細膩，或者只把跨國比較研究用於探討特定的問題或主題，像是福利國家的成長。然而，使用民族國家（或是殖民地）做為比較的焦點有許多的好處，正如同「交織的歷史」（histoire croisée）的概念指出，這世上沒有孤立的實體，歷史的紋理總是由交互影響與種種糾結所構成。兩大冊的《西方醫學傳統》（*Western Medical Tradition*，參見進階閱讀）已經指出，由幾個長期的醫療發展趨勢，匯聚而成的西方醫學傳統，並不侷限於特定民族國家，而是和特定的醫療組織、專業結構與科學價值結合在一起。用這些方法來探究醫療，歷史學者得以理解形塑醫療的複雜過程。這正是本書所採的研究進路。許多醫療史學者也（選擇性地）強調醫療的國際面。傳染病無視國界，交通與出版等傳播方式的改進，也使得醫療人員能夠跨越國界分享醫學知識。歷史學者反對那種只專注特定國家、卻忽略歐洲更廣泛的影響和趨勢之歷史。正如科學史學者拉娜‧羅薇（Llana Löwy）在2007年所闡述，醫療或許會受到社會經濟、文化與政治因素的影響，也有賴於地方醫療文化，但現代醫療的本質是跨國的。在十九與二十世紀，醫療的國際主義日益增長，例如，對疫病的回應經常具有全球面向；然而，在十六、十七與十八世

紀，醫療與醫學觀念同樣會跨越國界，不只在歐洲內部流通，甚至橫跨世界上更廣闊的區域。即使我們承認每個國家都是其歷史的獨特產物，也不意味著有任何國家能夠偏離這些廣泛的趨勢或影響。透過比較研究所揭露出來的相似與差異，使得歷史學者能夠對於醫療發展方式有更為深入的理解。這樣做並非忽略不同國家的差異，這些差異對於理解近現代史與現代史（early modern and modern history）至關緊要。結構因素與文化因素是很重要，但是以歐洲為視野採取一個較長時程的分析，確實能讓我們檢視不同國家的交會點，以及這段期間的不連續性。

本書並未涵蓋從1500年迄今的所有面向，或所有國家的醫療保健。這樣一本書是不可能寫成的，或至少它的篇幅會大到難以想像。因此，本書不可避免地會有間隙與遺漏。本書也不是一部敘事史。若是想要閱讀敘事史，請參考本章末進階閱讀所列舉的優良醫療通史。本書的做法是檢視近年醫療史史學研究的重要主題，以探討1500年至今的歐洲醫療社會史。它不是醫療發展的編年描述，而是在每一章向讀者介紹歷史學者在探討這些主題時所提出的關鍵問題。這些章節將醫療、醫療機構、醫療人員與病人定位於他們的社會經濟、文化與政治脈絡，探討變遷何以發生。本書要指出，醫療實作或醫療觀念的接受過程，

總是非常複雜，在觀念、實作、機構、醫療人員、社會、文化和政治之間何以有重要連結，以及進步史的框架為何難以適用於醫療社會史。雖然每一章都是獨立的，但是各章節之間的相互引用，使得讀者能夠探討進一步的議題或更深入的概念，而每章最後的進階閱讀，則鼓勵讀者做更深入的研究。

❖ 洛伊‧波特（Roy Porter）的鉅著 *The Greatest Benefit to Mankind: A Medical History of Humanity from Antiquity to the Present* (London: HarperCollins, 1997)，結合編年敘事與討論個別專科的章節，或許是最好的綜觀起點。

　　Jacalyn Duffin的 *History of Medicine: A Scandalously Short Introduction* (Toronto: University of Toronto Press, 1999) 是扼要好讀的綜述。

　　若要瞭解西方醫療傳統，讀者應參考Lawrence Conrad et al, *The Western Medical Tradition 800BC to AD1800* (Cambridge: Cambridge University Press, 1995) 與W. F. Bynum et al, *The Western Medical Tradition, 1800 to 2000* (Cambridge: Cambridge University Press, 2006) 這兩本啟迪思考的綜觀。

　　此外還可參考Irvine Loudon (ed.), *Western Medicine: An Illustrated History* (Oxford: Oxford University Press, 1997) 和 Roy Porter (ed.), *The Cambridge Illustrated History of Medicine* (Cambridge: Cambridge University Press, 1996)。

　　波特（Roy Porter）與拜能（W. F. Bynum）編輯的兩巨冊百科全書 *Companion Encyclopaedia of the History of Medicine* (London: Routledge, 1993) 收錄一流歷史學者討論特定主題的文章。

❖ 關於文藝復興時代，Nancy Siraisi, *Medieval and Early Renaissance Medicine* (Chicago, IL: University of Chicago Press, 1990) 提供了平易近人的導論；

　　至於近現代歐洲則應從Mary Lindemann卓越的 *Medicine and Society in Early Modern Europe* (Cambridge: Cambridge University Press, 2010) 入手。

❖ 關於十九世紀醫療有許多綜覽著作，其中W. F. Bynum, *Sci-*

ence and Practice of Medicine in the Nineteenth Century (Cambridge: Cambridge University Press, 1994) 是對歐洲醫療精彩的比較研究。

✣ 關於二十世紀，Roger Cooter and John Pickstone (eds), *Medicine in the Twentieth Century* (London: Routledge, 2000) 提供個別主題的導論。

　　此外讀者也應參閱 Christopher Lawrence, *Medicine in the Making of Modern Britain 1700-1920* (London: Routledge, 1994)、Anna Hardy, *Health and Medicine in Britain since 1860* (Basingstoke: Palgrave Macmillian, 2001)、Virginia Berridge, *Health and Society in Britain since 1939* (Cambridge: Cambridge University Press, 1999) 等涵蓋十九世紀與二十世紀的著作。

✣ 至於對醫療史研究方法感興趣的讀者，Frank Huisman and John H. Warner (eds), *Locating Medical History: The Stories and their Meanings* (Baltimore, MD: Johns Hopkins University Press, 2004) 是最佳起點；

　　而 John Pickstone, *Ways of Knowing* (Manchester: Manchester University Press, 2000) 則檢視科學史、技術史與醫療史的不同思考方式。

CHAPTER 1
理解醫療社會史：史學回顧

UNDERSTANDING
the HISTORY
of MEDICINE:
HISTORIOGRAPHY

學界普遍認為這五百年間醫療發生了深刻且廣泛的改變，史家對此過程的理解方式也變化甚大。在1970年代之前，普遍認為醫療史無關一般的歷史研究。然而1960和70年代批評西方醫學的聲浪迭起，導致「醫學進步」的觀念受到進一步檢討。因應此一情勢，英語學界的歷史學者進行醫療社會史的探討，率先提出新的看法。到了1990年代，醫療社會史學者開始覺得他們的學科已臻成熟。再過十年，此一學術社群某些歷史學家甚至表示，他們擔心這個學科已經開始疲乏。這樣的看法並無根據。醫療社會史繼續採取新的研究方法、檢視新的課題，並受益於歷史研究其他領域的潮流和其他學科的發展。只有錯失許多醫療史著作的要旨，才會認為醫療社會史學者對理論或史學書寫潮流無知；尤其是使用史料的方式、所提的問題，和採取的研究方法（不論是經驗主義或後現代主義），都會以某種方式影響歷史觀察。醫療社會史吸納了來自人類學、文學批評、心理學、科學社會學、女性主義與後殖民主義的相關論述與方法。以上僅舉數端。即便最為經驗主義取向的醫療史學者，也受到了這些潮流的影響。隨著新的批判性閱讀的出現，這個學科也更為豐富。

本章進行廣泛的史學檢討，探討影響醫療社會史的主要歷史書寫潮流與觀念。稍後的章節會根據特定的主題，進一步發展這些看法。這樣做並不是要提出某種醫療社會史的宣言，或斷言某些研究方法較為優越，而是要闡明不同的觀點如何受到採用。

✦ 醫學敘述 ✦

醫療史研究起先專屬於醫師，他們當中少有人受過正式的史學訓練。許多人把焦點放在醫學的進展，或讚揚本國同胞的成就。例如，十九世紀的法國外科醫師歌頌1789年之後巴黎醫學的勝利，及其在發展一套結合醫院和病理解剖學的醫學風格時所擔任的角色〔參見〈解剖學〉〕。受到1940、50年代認為醫學終將戰勝疾病的樂觀主義所鼓舞，稍後的歷史書寫者在探討這門專業的起源和成長時，檢視西方醫學如何戰勝疾病。就如其他史學領域一樣，醫療史變成是雷恩內克、維蕭或李斯德等偉人成就的故事，[1]以及抗菌

---

1 〔譯注〕雷恩內克（René T. H. Laennec, 1781-1826），法國臨床醫師與病理學家，在胸腔疾病（尤其是肺癆）的研究卓有成就，也是聽診器的發明人；維蕭（Rudolf Karl Virchow, 1821-1902），德國病理學家、公共衛生學者，其細胞病理學（cellular pathology）主張病理學研究應以細胞為基本單位，也是社會醫學（social medicine）的提倡者；李斯德（Joseph Lister, 1827-1912），英國外科醫師，細菌學說的支持者，提出抗菌外科手術來因應傷口感染問題。

技術或X光等技術發展的故事。例如早期的精神醫療
史著作，致力探討該學科從近現代時期（early modern
period，約16—18世紀）據說對病人的粗暴治療，如何
演變到十九世紀精神病院的興起，乃至所謂人道與有
效治療的肇始〔參見〈精神病院〉〕。這類歷史大量採取
十九世紀改革家的英雄敘述，來建構一套強調進步的
實證論（positivist）說法，將特定時代和療法妖魔化，
又將某些機構和新療法視為革命。早期的醫院史和
外科史也可看到類似的說法。此一研究方法肯定男
性醫療人員與正統醫學的樞紐地位，把焦點放在醫
學各專科；其所製造出來的是一種思想史（intellectual
history），專門致力在歷史裡尋找現代醫學理論與實作
的開端。如此而來的看法認為，法國大革命（1789-99）
代表了醫療史的關鍵轉捩點，卻忽略檢視更早的時
期。此類研究專注於醫院和科學醫療的發展；其他的
醫療人員、專業內部和專業之間的對立、乃至一般科
（general practice）等地位較低的專科，則遭到邊緣化。
重點是描述變遷，而非解釋變遷為何發生。

　　法蘭克・輝斯曼（Frank Huisman）和約翰・哈利・
瓦納（John Harley Warner）在《定位醫療史》（*Locating
Medical History*, 2004）一書指出，當1970年代在界定醫
療史時，採取的修辭策略之一，是把這些傳統歷史當
作稻草人來打倒。早期醫療史會採取實證論的研究方

法，其實並不奇怪。其他領域的歷史研究，同樣採取今優於古的進步敘述。這種歷史常被稱為輝格史（Whig history），同時也和現代化理論有關。然而，即使早期的醫療史是實證論的，在許多方面它們仍然有助於界定這門學科。

✦ 醫療社會史 ✦

這些潮流在1960與70年代開始反轉。隨著歷史學者開始批判簡化的現代化概念、專業歷史學者開始進駐醫療史這個領域，不同的觀點開始浮現。這樣的轉變有知識上與體制上的因素，同時也反映了社會變遷的壓力，以及對西方醫學日益強烈的懷疑。這段期間出現了對醫學的激進社會批判，這和米歇爾·傅柯（Michel Foucault）、湯瑪斯·薩茲（Thomas Szasz）以及伊凡·伊理奇（Ivan Illich）等人的著作有關，他們宣稱醫學是某種形式的壓迫；醫學是界定偏差的手段，運用權力與權威的社會政治策略，凌駕在病人與社會之上。這些想法導致重新評估醫學進步、醫療在社會中的角色，以及醫療專業權力等觀念。第二波女性主義、反越戰示威，以及日益提高的環境關切等社會壓力，進一步鼓勵社會史學者，使其研究關懷脫離偉人、戰爭與高層政治的歷史。1960年代社會史的興盛，和1970年代對「由下而上的歷

史」(history from below) 的興趣日增，激發了新的分析方法，以及對於階級與邊緣團體的興趣，女性主義的歷史與性別史等新的學科分支的出現，以及史學和社會科學的交流灌溉，進一步鼓舞歷史學者重新評估醫療史。上述這些所帶來的研究方向，挑戰了傳統的輝格史觀和由上而下的研究。

新的研究不同以往之處，在於它更加關切醫療的社會狀況與政治狀況。英美的醫療史學界在1960年代發表一系列的聲明，呼籲要對「醫療的社會性格」進行檢視，同時也呼籲這個領域應該是「人類社會及其因應健康與疾病問題之努力的歷史」。[2] 起初以十八、十九世紀的英國與美國為焦點的研究，帶來新醫療社會史的核心學術成果，此研究取向逐漸主導醫療史。後續結果之一是：由歷史學者與社會科學研究者來界定此一學科，而這樣的發展，也導致臨床醫師和歷史學者對醫療史的性質與目標發生爭論。

早期的醫療史主要是由對醫學本身有深厚興趣的醫生所界定，新一代歷史學者感興趣的則是醫療社會現象，以及探討廣義的社會、文化、經濟、政治與專

2　George Rosen, 'People, Disease and Emotion', *Bulletin of the History of Medicine* 4 (1967), pp. 5-23.

業因素對醫療的影響。後來有些批評者認為，新醫療社會史在理論上相當貧乏；然而，這並非事實。新醫療社會史早期的支持者嘗試整合醫療、科學與更廣泛的社會史時，非常有意識地強調脈絡的重要性。他們強調醫療為何是種社會現象，以及醫療如何影響社會。如此一來，他們拒絕過去那種進步史觀，後者認為醫學來自不涉及利益的科學。過去認為，醫療的歷史是偉大發現、科技進步與偉人成就的累積，並未受到思想、社會經濟或政治的影響。醫療社會史學者挑戰這樣的觀念，其所勾勒出的，是對西方醫療史更為動態的關照；他們並且指出，縱使健康照護是人類長久以來的關切，照護的性質、醫病關係、醫療體制以及國家的角色，在不同的時空出現許多不同的形式。正如歷史學者查爾斯・韋布斯特（Charles Webster）1976年在「英國醫療社會史學會」（British Society for the Social History of Medicine）[3]的演講指出，新醫療社會史「偏好的研究取向，其首要關切是要理解特定社會的動態，而不是醫學進步的線性敘述」。[4]

　　隨著新問題的提出、採用新分析技巧、使用新材

3　〔譯注〕該學會現在已經改名為「醫療社會史學會」（Society for the Social History of Medicine）。

4　Charles Webster, 'Abstract of Presidential Address', *Society for Social History of Medicine Bulletin* 19 (1976), p. 1.

料，還有其他領域的歷史學者展開對福利政策的研究，許多新的醫療社會史著作一一浮現。它們探討醫療的社會面向，重新評估既有的研究領域，並發展出新的研究方向，包括社會經濟與環境對健康的影響。湯瑪斯・麥基旺（Thomas McKeown）否認醫學發現和科技發展對於死亡率的降低有所影響，此說刺激醫療社會史學者對死亡率的降低進行研究〔參見〈公共衛生〉〕，這是研究方法變化的例子之一。隨著科學的進步角色受到質疑，歷史學者開始探索科學如何被使用，以及它帶給醫療人員的權威〔參見〈科學與醫療〉〕。反精神醫學運動以及傅柯關於瘋人「大監禁」（great confinement）的挑釁說法，刺激了精神病院史的興趣〔參見〈精神病院〉〕。歷史人口學、科學社會學、文化史、後殖民主義與女性主義史學的研究取徑，都影響了醫療史研究。在文化人類學以及瑪莉・道格拉斯（Mary Douglas）關於人類文化與象徵主義的重要研究影響之下，[5]醫療史學者開始探討信仰體系；這可見諸研究醫療與宗教的學術成果，以及對魔法與巫術的研究〔參見〈宗教〉〕。社會學對專業化（professionalization）的研究方法，主導了醫療專業的史學研究〔參見〈專業化〉〕。女性主義的批判，激勵了對醫病關係的探討，

---

5 Mary Douglas, *Purity and Danger: An Analysis of Concepts of Pollution and Taboo* (London: Routledge, 2010).

並且強調生病的性政治（sexual politics）〔參見〈婦女與醫療〉〕。即使這段期間的研究偏重英國醫療史，而容易遮蔽歐洲其他地方的狀況，然而，對地方史和區域史的敏感度大為提高，同時也讓歷史學者注意到從1500年至今，權力與論述的互動及其微妙的轉變如何影響了醫療。

到了1990年代，醫療社會史已不僅是社會史和醫療史的綜合，也不僅限於將醫療置入社會脈絡之中。文化史的史學潮流或許激起一些反對，但也鼓舞了對疾病與身體的新研究。文化的研究取向指出，意義如何受到媒介與遭遇挑戰，生病（sickness）與疾病（disease）在歷史中是如何被理解與表徵〔參見〈疾病〉〕。雖然有些研究領域明顯受到當代議題的影響，例如1990年代的福利混合經濟（mixed economy of welfare）課題，明顯見諸於關於醫院與國家醫學的研究，但醫療社會史學者對於以今度古（presentism）的危險日益敏感。某些過去的定見或是迷思，像是巴黎在1789年之後主導了醫學的重組，便遭到挑戰。得力於社會史既有的研究潮流，醫療社會史學者提出更長時程的研究，並且注意到過去那種強調進步的歷史解釋所忽略的連續性〔參見〈解剖學〉〕。對疾病模式的研究，也揭示出醫療在多大程度上反映了社會經濟現實以及政治脈絡和文化脈絡，也顯示醫療史不應該侷限於醫學理

論或醫療活動的歷史。新的論文集自信滿滿地宣稱，醫療社會史研究，和研究整體社會與體制的變遷，已經分不開來。醫療社會史早期開拓者原本的目標，是要探討醫療以什麼方式影響社會，而社會又以什麼方式影響醫療。現在則進一步擴張深化對醫療內容的定義，而今，醫療的範圍包括了臨床醫療、疾病經驗，乃至實驗室檢驗與健康照護政策等等一切事物。正如瓊安・蓮恩（Joan Lane）在《醫療社會史》（*A Social History of Medicine,* 2001）一書所清楚指出，這門學科已融入豐富的社會脈絡，而無法和政治、社會或文化的變遷區隔開來。

✦ 傅柯、論述與權力 ✦

探討權力與權威的觀念是醫療社會史的重要一支。在這方面，法國哲學家與歷史學者傅柯的影響強大但也常具爭議性。雖然傅柯作品的許多歷史細節現已證實不可信，但他為醫療社會史開啟了一些理論取徑，也在相當程度上替醫療社會史設定了文化轉向的議程。他的著作鼓勵醫療史學者把醫學知識當成一種權力來加以思考，對於某些傅柯式命題的折衷採用，以及對其著作的批判回應，促成了此一領域自1970年代以來相當可觀的一批文獻。

除了傅柯之外，還有幾位歷史學者和哲學家對於論述與醫療權力的性質感到興趣。關於醫學概念如何被用來界定社會、生物與道德的常態與病態，連恩（R. D. Laing）、薩茲、高夫曼（Erving Goffman）和伊理奇的著作都反映了1960年代對此日益高張的批評。他們論稱，正常與病態的界線定義過程，是種社會建構，而醫學專門知識與概念對此影響甚大。他們的觀點反映了對醫學的強烈批判，以及恐懼醫學透過生物醫學、醫師和國家之間的共謀而益發威權的影響力。

傅柯特別關切身體史，以及身體政治如何結合知識與權力的結構，而在醫院、精神病院、監獄等特定空間規訓身體。他的《瘋狂史》（*Histoire de la Folie*, 1961）在1965年英譯為《瘋狂與文明》（*Madness and Civilization*），1963年出版的《臨床醫學的誕生》（*The Birth of the Clinic*）在1973年由法文翻譯為英文。傅柯將西方回應瘋狂的方式之改變，以及十八世紀末、十九世紀初出現的醫學凝視，予以歷史化。在這兩本書中，他拒絕自由派的人本主義（liberal humanism）觀念。傅柯對正常與病態的區別感到興趣，他強調精神醫學和醫學，是權力論述與規訓的一部分，並將此連結到機構化（institutionalization）的過程。對傅柯而言，語言和論述是理解歷史的關鍵；理解（understanding）或所謂認識體系（episteme）的斷裂，可以在相對的短時間內

發生。他為瘋狂以及醫院醫學（或是他所謂的「臨床醫學的誕生」）的知識構成帶來洞見。傅柯不認為變遷和歷史進步有關。他聚焦在法國的經驗，特別是他認定法國大革命前後在觀念上發生的巨大斷裂。他拒絕輝格式敘事，[6]強調理性主義的發展、絕對王權的興起與醫療權威的增長，以及權力如何身體化。在他三卷的《性史》（*History of Sexuality*, 1976; 1984）可以看到這樣的研究取徑。傅柯挑戰關於性解放的一般判斷，指出自十九世紀性學興起，到佛洛伊德的精神分析觀念的提出，性概念的變遷只是創造出新的控制體系。

傅柯所有的作品都檢視權力如何擴張並強化其疆域，然而，1970年代他的幾篇論文特別處理廣義的醫療化（medicalization）概念──某些狀態與問題如何被界定為醫療狀況，從而受到醫療專業的管轄──進而發展出生物政治與生物權力的概念。傅柯認為從十八世紀開始，對健康的維護使得醫療變成一種社會控制的力量，人的存在、行為與身體被置於醫療權威日益細密的網絡之中。傅柯的治理性（governmentality）概念認為，國家和醫療結合於一套施加在身體上的實作與論述。醫療人員成為替這些論述服務的專家。

---

6 〔譯注〕輝格史觀認為歷史是個走向特定目的或價值的進步過程。

　　傅柯的著作質疑現代醫療與國家之性格背後的預
設，而對所有的歷史學者構成挑戰。有些人認為他
提出的是新而強有力的研究取徑。《臨床醫學的誕生》
清楚呈現出科學、社會與政治因素如何交織在一起。
它鼓舞了對醫院史以及臨床凝視的興趣，瑪莉‧費
索（Mary Fissell）的《十八世紀布里斯托的病人、權力
與窮人》（*Patients, Power and the Poor in Eighteenth-Century Bristol*,
1991）〔參見〈醫院〉〕，就是最好的例子之一。《瘋狂與
文明》啟發了精神醫學的修正主義史學，明顯的例子
包括安德魯‧斯考爾（Andrew Scull）的《瘋狂博物館》
（*Museums of Madness*, 1979）和波特的《心鎖》（*Mind Forg'd
Manacles*, 1987），歷史學者也試著將傅柯予以歷史化，
並探討他所提出的大監禁的性質為何〔參見〈精神病
院〉〕。從更廣的角度來看，傅柯激起了對生物政治的
興趣。這和二十世紀國家的強制面以及社會控制的觀
念有關，最明顯的例子可見諸關於優生學與種族衛生
的研究〔參見〈健康照護與國家〉〕。

　　傅柯的觀念也激起敵意，此敵意不限於經驗取向
的歷史學者。傅柯似乎體現了一種過度強調語言與文
本的後結構主義取向。即使傅柯從未自稱是個歷史學
者，他對歷史敘事的運用，以及他的著作在經驗證據
上的根本缺陷，使他受到攻擊。有人批評他誤解改善
病人情況的企圖和控制慾之間的關係，把知識觀念、

體制改革和社會改革混為一談；只把焦點放在少數領導人物，把法國經驗的解讀擴張為通則。也有人批評傅柯過度聚焦於語言，卻沒有探討性別、年齡或階級如何媒介權力，也沒有顧慮到社會、經濟或體制的限制。然而傅柯不容忽視。社會控制的概念在 1970 與 1980 年代對社會史的衝擊，以及後現代主義挑戰大敘事並質疑現代性所帶來的影響，創造出有利傅柯學說的氛圍。新文化史潮流以及對語言和文本日益增加的興趣，在某些領域激起敵意；然而，歷史學者再也無法忽略環繞著醫學的論述或權力的重要性。臨床醫學的誕生、醫療化，以及醫療專業與國家的日益威權，這些觀念激勵出醫療社會史重要的新研究潮流。沖淡版的傅柯被用來重新思考國家的角色、精神病院、醫院、種族、性別（gender）與性象（sexuality）。醫學不再被視為一門超脫利益的科學，而成為一種權力形式。

醫療化很快成為醫療社會史的關鍵概念，它提供一個工具，讓歷史學家能夠探討醫學或病理學如何界定行為，乃至身體與政治權力的根本關連。即使醫療化從未獲得適切的定義，也很少是個公開或有意識的過程，然而，對歷史學者保羅・萬德林（Paul Weindling）而言，它在十九世紀末反應了「將醫學理性、科學的價值，擴展到廣泛的社會活動」，醫學對

同性戀或犯罪的態度就是顯例。[7]對十九世紀的社會淨化運動、退化理論、殖民醫療，或是兩次大戰之間促進生育運動的研究，闡明醫師和國家對界定何謂正常、何謂病態，擁有了更大的權力〔參見〈健康照護與國家〉〕。醫療化經常被呈現為有害的過程。部分是因為當代對醫學的批判，以及對於生物醫學權力的不安，在相當程度上影響了此一研究取向，也反映了優生學或是納粹種族滅絕引起的歷史研究興趣。然而，這也帶來用扭曲的觀點，去檢視現代福利國家如何治理醫療、身體與個人。

1980與1990年代的研究，對醫療化提出更為細膩複雜的圖像，不再錯誤地誇大醫療專業或國家的生物醫療權力。學者開始指出，醫師和國家之間的關係，比簡化的醫療化模式來得更為複雜；醫師經常抗拒國家的控制，病人也有其能動性〔參見〈健康照護與國家〉〕。迄今研究焦點仍舊集中在十九世紀和二十世紀，探討這段期間權力與論述所發生的微妙轉變。例如，對醫院與精神病院的研究指出，醫師重視這些機構的主要原因，並不是要利用它們來隔離偏差者，而是它們提供的專業機會〔參見〈醫院〉〕。然而，相關研

---

7 Paul Weindling, 'Medicine and Modernization', *History of Science* 24 (1986), p. 277.

究的主導觀點仍是：治療型國家（therapeutic state）逐
漸吸納醫療人員，使其扮演健康管理者的重要角色，
且愈益採用生物醫學觀點來管理人口。就此而言，相
關研究仍大致吻合傅柯的觀點。

✦ 醫療與市場 ✦

　　醫療社會史的潮流不僅限於研究論述、權力與
權威。隨著社會史學者擁抱醫療社會學者與醫療人
類學者的著作、病人權利的觀念、以及女性主義與性
別史，他們對病人如何協商其治療與如何廣泛諮詢不
同醫療人員，也獲得新的洞見。早期歷史書寫偏向將
醫生視為醫療的中心，專業化的概念則更強化這種觀
點；新的研究則指出醫療照護的多樣來源，這也反映
當代對於施為（agency）與病人選擇權等觀念的研究興
趣。對社會學家尼可拉斯‧朱森（Nicholas Jewson）而
言，主顧關係（patronage）足以解釋為何在十八世紀英
格蘭的醫病關係中，病人處於主導地位。[8]朱森的研究
方法深受馬克斯主義模型影響，強調醫學知識和社會
關係之間的關聯。將醫療視為一種市場，則提供歷史
學者新的、更有彈性的方式，來思考權力與施為。柴

8　Nicholas Jewson, 'Medical Knowledge and the Patronage System in
　　Eighteenth-Century England', *Sociology* 8 (1974), pp. 369-85.

契爾時代（1979-90）英國政治的自由市場意識型態，以及經濟學者對競爭性市場的研究興趣，都影響了醫療市場的概念；此概念強調醫病互動的經濟面以及消費的重要。這個研究取向又擷取關於消費社會之誕生的豐碩歷史研究成果。它提供一套市場關係模型，以解析醫療服務的供需互動。

　哈洛德・庫克（Harold Cook）在《斯圖亞特時代倫敦舊醫療體制的沒落》（*The Decline of the Old Medical Regime in Stuart London, 1986*），首度運用了市場的模型。此模型鼓勵歷史學家重新思考其他類型治療者的角色，像是密醫或是占星術醫療者，以及病人何以是主動施為者。要了解醫療管制較鬆散的英國脈絡，這個模型非常有用；然而，它也是探討更廣泛的歐洲醫療結構的有用工具。對近現代歐洲的研究，顯示病人如何向不同類型的治療者求醫，由此進而探討地位與權威的問題〔參見〈專業化〉〕。進一步的分析則使用了其他的工具。勞倫思・布洛克里斯（Laurence Brockliss）和柯林・瓊斯（Colin Jones）在《近現代法國的醫療世界》（*The Medical World of Early Modern France, 1997*），把焦點放在正統醫療社群和其他醫療團體之間的權力關係；大衛・簡堤柯（David Gentilcore）在《近現代義大利的治療與治療者》（*Healers and Healing in Early Modern Italy, 1998*），則強調醫療多元主義，包括治療者類型的多元和所使用

33

之療法的多元。荷蘭歷史學者的作品則揭露出非物質性交易（immaterial exchange）的重要性：除了經濟交易之外，還需慎重考量社會價值與象徵價值。

在考察醫療市場時，關於近現代醫療的新研究指出，不同類型治療者的疆界經常是模糊不清的。雖然多數研究仍關注醫生的修辭，以及他們試圖達成壟斷的努力，歷史學者對於社會與商業因素如何影響醫學知識與醫療照護的探討，讓十八與十九世紀的治療者（無論正規、另類或密醫）都成了企業人士。此一研究方向最重要的代表作，是波特影響深遠的《販賣健康：英格蘭的走方醫，1650-1850年》（*Health for Sale: Quackery in England, 1650-1850, 1989*）。對醫療市場的研究顯示，疾病性質的界定方式和治療方法的決定，絕非由醫師所主宰，而是醫病雙方協商的結果。這導致醫療化的概念受到修正。歷史學者更加敏銳地覺察到治療者和病人的知識多樣性與社會多樣性。正如歷史學者安德魯・威爾（Andrew Wear）所說，其成果是「發現一個更加豐富的醫療世界」。[9]

9　Andrew Wear, 'Introduction' in Andrew Wear (ed.), *Medicine in Society: Historical Essays* (Cambridge University Press, 1992), p.2.

✦ 病人的觀點 ✦

———

　　醫療社會史鼓勵對何謂健康進行激進的重新解釋，正如波特在1985年所說，即使那些對從前的醫學持懷疑觀點，且「對專業的自利性格十分敏感」的人，仍舊「暗暗地贊成，醫療的歷史就是醫生的歷史這樣的史觀」。[10] 早在1967年醫療社會史的開創者喬治·羅森（George Rosen），就在《醫療史學報》（Bulletin of the History of Medicine）呼籲要改變研究方向，強調應該要研究人民；他提出重視病人經驗的呼籲，很久之後才被接受。在1970年代，社會學家朱森指引出一個方向，突顯主顧關係與施為如何形塑醫病互動。然而，要等到1980年代，歷史學者才開始探討病人所做的選擇。受到醫療社會學與醫療人類學的影響，以及醫療史和社會史之間的密切關係、病人權利的觀念、以及性別史以及醫療市場的模式，都促使歷史學者確信必須採取一個以病人為中心的研究取向。

　　波特提出改變研究觀點的呼籲：他想從病人的觀點來重寫醫療史。波特寫作時，正值社會轉向（social

———

10 Roy Porter, 'The Patient's View: Doing Medical History from Below', *Theory and Society* 14 (1985), p. 175.

turn）主導了醫療史。他宣稱，歷史學者若只專注於醫療人員，那會扭曲歷史，因為「專業醫療人員在過去絕大多數的治療活動中，都相當邊緣」。[11]波特並沒有提出一套完整的理論，也沒有擁抱「由下而上的歷史」的方法論。受到當時關於病人權利的辯論所影響，波特版的由下而上的醫療史，肯定施為的重要性，進而特別強調病人。波特論稱，透過具有想像力地運用材料，是有可能寫出一部關於病人及其選擇的歷史，並指出病人並未屈從於醫師。即使波特過於注重菁英病人或中產階級病人，他這篇文章以及接下來他和桃樂絲・波特（Dorothy Porter）合寫、以十七和十八世紀英國為主題的專書，都揭示出俗民醫療文化的力量與延續性，主張必須檢視病人所做的複雜選擇。

　　波特對醫療史新觀點的呼籲，有助促成新研究議程的提出，促使歷史學者探討病人的經驗。這可清楚見諸根特・里斯（Guenter Risse）的《啟蒙時代蘇格蘭的醫院生活》(*Hospital Life in Enlightenment Scotland, 1986*)，和盧辛達・貝爾（Lucinda Beier）的《病人與治療者：十七世紀英格蘭身體不適的經驗》(*Sufferers and Healers: The Experience of Illness in Seventeenth-Century England,* 1987)。不過，波特並不是唯一主張病人史研究的學者。也有其

11 前引文，p.174.

他的研究方向被提出。朱森強調隨著醫院醫學的興起，病人的聲音也隨之消失，這點具體呈現於費索的《十八世紀布里斯托的病人、權力與窮人》。社會科學，尤其是社會—文化人類學，對醫療社會史的影響，進一步拓展了對於生病經驗、信仰體系、相關的影像與象徵，以及病人面對疾病時如何做決定等課題的理解。結核病與精神疾病是探討病人疾病觀與疾病經驗的熱門研究主題。

雖然波特大力主張「由下而上」的醫療史，以病人為中心的敘述仍舊得來不易；大部分研究都非常經驗取向，而且主要的關切是醫病關係，或是評估所謂醫院是「通往死亡的大門」這種說法〔參見〈醫院〉〕。雖然並未出現對醫療史的激進重寫，但認為病人相當被動的看法，已日漸遭到揚棄。研究顯示，病人在醫療市場中，有討價還價的權力，但歷史學者也注意到此種權力，乃至生病與治療的經驗，受到包括階級、性別、種族乃至社會、政治、經濟、家庭與心理在內的因素所影響。醫療史應該把病人的經驗納入考量，這樣的觀念已廣被接受；儘管如此，病人的聲音在許多研究中依舊沉默。

✦ 建構醫學與疾病 ✦

受到文化史新潮流的影響，從 1980 年代開始，相關研究不只探討疾病生物的、身體的或心理的性質，也探討疾病建構的方式，以及環繞著身體與醫療實作而創造出來的權力關係。這類著作並不將身體與疾病視為當然，而認為它們是被發明出來的。正如人類學家所指出，關於健康與疾病的信念有很大的差異，醫療社會史學者也注意到對疾病的經驗與理解，是隨著時代而不同的。這鼓勵他們尋找解釋疾病的其他方式。

更在意文化的學者，借助知識社會學和社會建構論來尋求答案。這樣的研究取向經常遭到誤解，然而，對某些歷史學者而言，「社會建構論」提供了方法，從社會、文化與病人的角度來理解疾病。社會建構論認為，即使是最複雜的理論主張，也會受到社會與文化力量的影響。醫學似乎提供了一個理想的場域，來分析疾病的理論何以是社會建構物。蘇珊·桑塔格（Susan Sontag）開創性的《疾病的隱喻》（*Illness as Metaphor*, 1979），先後把焦點放在結核病、癌症與愛滋病，指出疾病的隱喻可能性。她的作品激發對疾病做為隱喻的研究興趣，像是以性病隱喻罪惡；社會建

構論則指出更為文化取向的研究方法的價值。社會建構論試圖闡明，「觀念必然帶有價值或媒介價值，醫學知識的產生與使用無法截然二分，與其對醫療人員正派與否做道德判斷，了解自然知識的社會意義來得更為重要」。[12] 根據這樣的觀點，在探討疾病觀念如何關連到生產這些觀念的人的社會與文化地位，以及這些觀念如何受到種族、性別、階級、年齡、國族等因素的形塑，語言和文本是理解的關鍵。歷史學者盧蜜拉・喬丹諾娃（Ludmilla Jordanova）認為，如果忽略了社會文化面向，歷史學者就冒著把當代關切套用於過去的風險。她認為社會建構論的研究方法，使得歷史學家不再僅限於分析「社會如何接受一個觀念或一套實作，及其歷史脈絡」。[13] 大衛・哈利（David Harley）進一步認為，此研究方法應成為醫療史的核心，因為健康與治療是「特定社會場所創造出來的修辭結構」。[14]

　　然而，社會建構論甚具爭議性。批評者將此研究取向醜化為忽略生命的物質面、鐵口直斷醫療化，並宣稱疾病不是真實的，只有實作才存在。對他們而

---

12 Lumilla Jordanova, 'The Social Construction of Medical Knowledge', *Social History of Medicine* 8 (1995), p. 367.

13 前引文 p.367.

14 David Harley, 'Rhetoric and the Social Construction of Sickness and Healing', *Social History of Medicine* 12 (1999), p. 432.

言，社會建構論似乎代表了後現代主義最惡劣過分的
一面。對那些努力重建健康與疾病的流行病學、人口
學或經濟面貌的學者而言，這是走過頭了。他們激烈
地駁斥社會建構論，而偏好研究傳染病的生物史或流
行病學史。

美國歷史學者查爾斯‧羅森堡（Charles Rosenberg）
部分調解了這些不同研究取向的緊張關係。羅森堡在
《米爾班季刊》（*Milbank Quarterly*, 1989）提議：與其討論
疾病的建構，不如討論疾病是如何被框架（framed）。15
他認為這提供一個更有彈性且較不具刺激性的隱喻。
羅森堡宣稱，如何看待生病的意義與衝擊，既隨文化
脈絡而定，也有賴疾病基本的生物學現實（biological
reality）。羅森堡的框架觀念認為疾病也是社會參與
者。他鼓勵透過複雜敘述讓醫師、病人及其疾病都成
為其中的歷史施為者（historical agents）。

社會建構論的新鮮感已衰退，其研究取向仍能夠
提醒歷史學者：醫學知識與實作，受其所從出的文化
所限制。受到羅森堡和珍奈‧哥登（Janet Golden）編
輯的論文集《框架疾病：文化史研究》（*Framing Disease:*

---

15 Charles Rosenberg, 'Disease and Social Order, Definitions and Expecta-
tions', *Milbank Quarterly* 64 (1986), pp. 34-55.

Studies in Cultural History, 1992）激勵，歷史學者承認疾病有其生物現實，但社會、文化與經濟的角度不只可以說明醫學知識，也可探討文化如何界定健康、疾病和治療。此一研究原先感興趣的是瘟疫、霍亂、肺結核和梅毒等疾病，但歷史學者逐漸超越描述性的疾病史，而採取某種形式的社會建構論。歷史學者對於地方文化、宗教觀念、性別、種族或階級是如何影響醫學知識和醫療實作更加敏感。

提高的敏感度促使醫療社會史學者更加注意到，把現在的解釋強加到過去的實作，是有缺陷的；這種方法常被稱為回溯診斷（retrospective diagnosis）。正如哈利所指出，「問題不在於相同現象穿上不同外衣」，而要審視病人與治療者所表達的健康與疾病的修辭與文化理解。16 例如，歷史學者研究婦女與醫療的關係，強調醫學在很大程度上帶著對婦女生殖角色的文化成見〔參見〈婦女與醫療〉〕。醫學知識、疾病的觀念與經驗得以脈絡化。例如研究指出，宗教改革與反宗教改革所導致社會、知識與宗教動盪，造就了十六世紀的身體觀與疾病觀〔參見〈宗教〉〕。醫學知識與實作成為社會文化史的一部分，特定文化信念和社會結構所創造出來的局部現實，界定了健康與不適。如今大多數

---

16 前引文，註13。

學者都接受，診斷是社會建構的。在此潮流影響下，歷史學者益發試圖了解人們如何思考與理解疾病，探討形塑其思考方式的種種因素。結果顯示，只把焦點放在分類與觀察的經驗論疾病觀，不再讓人滿意。

✦ 主導的敘事／論述 ✦

歷史學者放棄了現代醫學興起的進步敘事，不再把焦點放在偉人或醫學創新，再怎麼世故的學者，也無法忽視取代了輝格式說法的新敘事。然而，即使歷史學者拒絕了洋洋自滿的史觀，還是很難擺脫醫學知識和實作確有進步的印象，在考察十九與二十世紀時特別如此。即使傳統編年紀事遭打亂並受到挑戰，現代性、世俗化及科學的興起、專業化、醫療市場、醫療的機構化、醫療化、生物醫學的勝利以及國家角色的成長，這些有待深究的範疇所引發的相關觀念，仍創造出自己的敘事。

即使醫療史學者對於連續與變遷、乃至醫學觀念與實作的爭議性質，已然更加敏感；他們仍有不少人相信，醫療的性質與結構在某個時期、年代或國家，出現了重大改變或典範轉移。例如，認為巴黎醫學在1780年至1830年之間帶來了現代醫院的興起、病理解剖與專業規範，而視之為里程碑；1880年至1970年則

牽涉到醫學權威提高與生物醫學的興起。一般認為，在後面這段時期，德國和美國先後是此種轉變的典範。

對某些學者而言，文化取向提供了取代這些敘事的另類選擇。也有一些學者投入微觀史或區域史，以建構不同的敘事。假若這看來像是回頭來重新肯定脈絡的重要性，要再前進則必須發展比較研究，才能豐富對醫療史的認識，並提出新的研究課題。在比較的脈絡下探討醫療社會史，就有可能超越國族史和地方史的研究發現，進而審視專業化與機構化等更寬廣的敘事，以揭露實作的異同。

✦ 醫療社會史的終結 ✦

喬丹諾娃1993年發表於《歷史期刊》(*Historical Journal*)的文章，提出一個問題：醫療史是否已經成熟？喬丹諾娃寧願這個學科還停留在童年，因為它豐富的檔案潛力幾乎尚未發掘，許多主題與領域尚未探討，史學辯論還相當侷限。即使醫療社會史不乏爭議，但對喬丹諾娃而言，它「尚未具備足夠自信來踏入主要史學辯論的領域」。[17]其他歷史學者很快加入這

---

17 Ludmilla Jordanova, 'Has the Social History of Medicine Come of Age?', *Historical Journal* 36 (1993), pp. 437-492.

場辯論，其中羅傑・庫特（Roger Cooter）提出悲觀的
解讀，甚至簡潔地為自己寫下學術訃聞。他感嘆醫療
社會史「從一開頭就稱不上是個學科」，它的經典文
本很少，而它的正統更加薄弱。他在一系列對此學科
的悲觀評估中指出，他認為當初激起辨論的許多關鍵
問題，至今都尚未獲得解決。庫特引用 1980 與 1990
年代的歷史學者所熟悉的學院辯論，認為文化轉向實
際上已經讓這個學科「出軌」。[18]

　　假使說某些歷史學者認為文化的轉向，已經使他
們的工作失去意義，那麼關於醫療社會史的悲觀說
法，其實是忽略此一領域仍舊具有的活力。社會醫療
史的批評者回到其他史學領域已經衰竭的那些爭論，
並回收文學評論家海登・懷特（Hayden White）所謂學
院歷史只是種文學類型的說法，來攻擊此一學科；他
們指控醫療社會史落入陷阱，其實是自己掉了進去。
很少有醫療史學者會否認，醫療社會史豐富了我們對
過去醫療的理解。雖然不是所有的醫療社會史學者都
是深具自覺的理論家，但這並不意味醫療史陷入貧瘠
或自我封閉。它並未忽略理論或更廣泛的史學辯論。
醫療社會史學者持續受到社會科學、文學評論以及其

18 Roger Cooter, 'After the Cultural Turn', in Frank Huisman and John
　　Harley Warner (eds.), *Locating Medical History: The Stories and Their
　　Meanings* (Baltimore, MD: Johns Hopkins University Press, 2004), p.22.

他學科的觀念所影響，但並非只是折衷借用他們一知半解的理論。例如，後殖民理論與文學理論的混種（hybridity）與糾纏（entanglement）的觀念，豐富了殖民醫療史研究〔參見〈醫療與帝國〉〕；而行動者網絡理論（actor-network theory）則影響了對二十世紀健康照護的研究。在此同時，研究範圍也大為拓展：起初焦點放在十八與十九世紀，接著研究文藝復興與近現代的學者，則把注意力轉移到健康與疾病問題、醫療市場、醫學信仰與公共衛生。

這並不是說醫療社會史變成一致的研究領域。這裡有重疊的主題和關切。正如哈利所說：「思想史學者對醫學觀念的發展感興趣，經濟史學者對醫療人員的收入以及醫療服務的分布感興趣，歷史人口學者對出生與死亡感興趣，而文化學者則對種族、性別或身體的表徵感興趣」。這導致一系列有所重疊的次學科。如果這會讓人覺得醫療社會史缺乏一套鮮明的問題、研究方法或研究取向，但用哈利的話來說，它創造出「令人振奮的複雜性」與可觀的批判分析。[19]

醫療社會史學者指出，疾病、觀念、實作、個人、醫療人員與機構，以及環境、性別、種族、社會、文

---

19 Harley, 'Rhetoric and the Social Construction', n. 12, p. 432.

化與政治,在過去有著複雜的關聯。醫療社會史學者指出,醫學理論和醫學實作的關係並不單純,新觀念與新機構並不必然都會帶來新的實作。醫療人員、病人或國家,權力的觀念,變成重要的研究主題;醫療市場與多元主義的觀念強調,治療者的類型與治療方式範圍相當廣泛。對於階級、性別與種族更為敏銳的閱讀,形塑了從護理到殖民醫療等領域的研究。連續與斷裂的議題,讓學者得以用另類方式看待醫療,並質疑現代性的觀念。回到威爾的主張,這產生的結果是:對一個更為豐富複雜的醫療世界有更多的體認。下面的章節將探討這樣的醫療世界。

進階讀物

✣ 即使有人宣稱醫療社會史和其他歷史書寫有段距離，要了解此一學科，綜覽廣義的史學還是很重要的。許多文獻討論歷史書寫的發展，一個好的出發點是 Stefan Berger, Heiko Feldner and Kevin Passmore (eds), *Writing History: Theory and Practice* (London: Hodder Arnold, 2003)。此書的焦點不是抽象的理論，而在於解釋關鍵的概念，以及它們如何形塑歷史工作。

和其他史學領域大異其趣的是，對醫療社會史的史學史，已有數種互不相讓的評估。Frank Huisman and John Harley Warner (eds), *Locating Medical History. The Stories and their Meanings* (Baltimore, MD: Johns Hopkins University Press, 2004) 這本論文集，收錄了個別史家的評傳和整個學科的綜觀，但它預設讀者已有一定的知識基礎。

Gert Brieger, 'The Historiography of Medicine', in W. F. Bynum and Roy Porter (eds), *Companion Encyclopaedia of the History of Medicine*, vol. 1 (London: Routledge, 1997), pp. 24-44，提供了較簡短的導論。

Dorothy Porter, 'The Mission of the Social History of Medicine', *Social History of Medicine* 8 (1995), pp. 345-59，則討論此一學科在英國的發展。

✣ 傅柯的著作衍生大量的二手文獻。關於他對健康與醫學的概念，Colin Jones and Roy Porter (eds), *Reassessing Foucault: Power, Medicine and the Body* (London: Routledge, 1994) 是個好的入手點。

✣ 關於醫療化的概念，Robert Nye, 'The Evolution of the Concept of Medicalization in the Late Twentieth Century', *Journal of History of the Behavioral Sciences* 39 (2003), pp. 115-29 提供具有

說服力的導論。

Patrick Wallis and Mark Jenner (eds), *Medicine and the Market in England and its Colonies, c.1450-c.1850* (Basingstoke: Palgrave Macmillan, 2007) 提出對醫療市場的綜論。

❖ 關於病人的觀點，Roy Porter, 'The Patient's View: Doing Medical History from Below', *Theory and Society* 14 (1985), pp. 167-74 仍舊是最顯而易見的起點。

Flurin Condrau, 'The Patient's View Meets the Clinical Gaze', *Social History of Medicine* 20 (2007), pp. 525-40 則對此概念的影響進行評估。

❖ 喬丹諾娃的論文，Ludmilla Jordanova, 'The Social Construction of Medical Knowledge', *Social History of Medicine* 8 (1995), pp. 361-81，仍舊是討論社會建構論及其在醫療社會史之應用的標準文本。

❖ 庫特對此一學科的未來提出許多悲觀的解讀，其中最好的一篇是 Roger Cooter, 'After Death/After-"life": The Social History of Medicine in Post-Modernity', *Social History of Medicine* 20 (2007), pp. 441-64。對此一論點的回應，參見 Rhodri Hayward, '"Much Exaggerated": The End of the History of Medicine', *Journal of Contemporary History* 40 (2005), pp. 167-78.

CHAPTER 2
疾病、身體不適與社會

DISEASE,
ILLNESS
and SOCIETY

疾病無所不在，這是近現代與現代思想常見的主題，日記與書信都顯示日常生活或多或少的症狀和一長串的訴苦。在十九世紀，除了令人熟悉但沒有精確形態的各種熱病（fever）之外，還出現百日咳與霍亂等新的疾病，而當時的文學也浸淫在疾病文化中。這些關切並沒有隨著世紀的交替而消失。世紀末（fin de siècle）歐洲在討論種族、性別、民族與帝國時，對退化的恐懼是常見的主題；相關研究指出，令人吃驚的健康不良狀態不只持續到二十世紀初，直到1930年代都還如此。人們對1500年到1950年之間的健康狀態有些概括看法，主流觀點反映的預設是：餘命的增加顯示歐洲健康狀況改善。不過歷史學者日益警覺，這種概括說法所掩蓋的複雜性，例如，為何孕婦生產的死亡率在十七世紀上升，而在十八世紀開始下降；為何1888年到1912年之間，全球死亡率並沒有明顯下降；又為何不同地區存在強烈對比。歷史學者也逐漸理解，環境因素、政治因素與文化因素，乃至於日常生活的物質條件，如何形塑疾病模式、經驗甚至性質。因此歷史學者不再接受簡化的死亡率下降模型，而注意到複雜的死亡模式與疾病模式，以及歷史上人們如何察覺和解釋這些狀態。隨之出現兩大研究方向：一是評估疾病對社會經濟、人口與文化所造

成的影響;一則是探討人們如何理解疾病。

　　雖然有許多關於疾病與生病經驗的描述,但對歷史學者而言,並非所有材料都容易拿來進行研究。健康(health)、疾病(disease)、生病(sickness)以及身體不適(illness)都不是直接明白的概念[1]。健康不良的概念並不必然連結到生物學意義上的特定疾病;對於過去的人是如何體會健康不良或如何理解健康不良,未知之處甚多。罹患重病者很少留下紀錄,不識字與身體衰弱使得特定團體無法書寫身受之苦。為了迴避這樣的問題,有些歷史學者使用目前的醫學知識來理解歷史文本中的疾病。有學者批評這樣的回溯診斷偏重現代的疾病定義和疾病範疇,扭曲我們對過去的理解。這樣的批評有其道理。我們現在認定的症狀(symptoms),過去常被視為疾病本身;而下文也會解釋,隨著歷史脈絡的不同,對疾病的理解也不同。因此大多數歷史學者是用死亡統計作為健康程度的指標。

　　然而,使用死亡數字也有其問題。直到十九世紀,大多數歐洲國家對出生與死亡並沒有嚴謹的記

---

1 〔譯注〕illness通常指個人主觀的不舒服,在此譯為「身體不適」;sickness指外界(包括醫學)所認定的生病狀態,在此譯為「生病」;disease則指涉醫學、生物學意義上的特定疾病,在此譯為「疾病」。

錄。疾病診斷經常很不可靠，誤診司空見慣。例如，
瘟疫流行時不少死於其他疾病的人，死因被歸類為瘟
疫；在1918到1919年的流行性感冒大流行時，肺部
併發症常被記錄為死因。醫師辨識特定疾病的能力，
有賴當時代的醫學知識或其所擁有的診斷科技，診斷
的範疇也會改變，死因判斷經常可以協商，通常這是
為了避免汙名。例如在1630年至1633年佛羅倫斯瘟
疫期間，高尚家族的成員如果死於瘟疫，醫師通常紀
錄為其他死因，以免死者被埋葬到萬人塚而使家族蒙
羞。國家也常掩飾疫情，特別是流行病爆發時，以此
保護貿易或防止恐慌。

從死因下降就推斷人口變得比較健康，這樣的預
設是有問題的。死亡統計常常掩蓋慢性的健康不良或
殘障，也很難告訴我們日常的疾病經驗，或個人生前
生病的嚴重程度。即使在最嚴酷的疫情當中，不同個
人的經驗還是差別很大。而且不同疾病帶來的死亡風
險也相當不同。在十九世紀隨著辨識與治療疾病的能
力有所改善，以及試圖減低傳染機會的公共衛生計畫
之出現，死於傳染病的機會隨之下降。但這並不意味
著人口必然變得比較健康。

歷史學者因此理解到，掌握過去流行病學的狀況
並不容易。健康與疾病是複雜的議題，特別是當病

人與醫生在討論其身體不適時，他們經常在生物層面與社會層面之間游移。生病的經驗取決於一系列的因素，包括季節、地理、階級、年齡、性別、職業與族群；甚至還有其他因素，像是貿易、氣候、戰爭、飢荒或殖民。罹病率和短期因素有關，像是酷寒的冬天；但也和長期趨勢有關，像是生活水準的提高；然而這些關聯並非直接明瞭的，例如，農作物歉收和麵包價格的上漲並不必然帶來更多的疾病。生病並不必然意味著嚴重的病痛，有時它只是輕微的不舒服，因此很少被記錄下來。由於社會經濟、政治與地緣政治的因素，以複雜的方式影響健康與疾病，因此很難一概而論。

生物學上的疾病和社會層面的關聯也不單純。繞開此一問題的方法之一，是使用其他的史料，像是日記、書信、農民曆與文學作品，以及思考疾病是如何被社會所建構或框架〔參見〈史學〉〕。對社會建構論者而言，社會與文化的脈絡形塑了理解疾病與表徵疾病的方式，這樣的研究方法可以探討疾病的意義如何隨時間而改變，以及這些意義又如何遭到異議。儘管醫療史學者激烈爭辯社會建構論的研究方法是否有用，但他們都注意到，生病在歷史中被賦予多重的意義，並激起多樣的反應，而又表達出文化、宗教、政治或社會經濟的價值。疾病的名稱會改變，診斷的範疇也

會改變，而這些都受到病人對於疾病的說法、社會與
文化的認知，以及醫療知識與專業關懷所影響。疾病
與生病並非穩定的歷史概念。

　　罹病與死亡不只是統計學的問題，一系列因素都
會影響疾病、生病和健康狀態。疾病是生物學的、社
會經濟的、政治的以及文化的複雜實體，它可以被賦
予多重意義。以下章節探討這些概念，並檢視流行病
與日常身體不適的影響，以及生病如何解釋。

✦ 流行病：1600 至 1900 ✦

　　近現代歐洲為疫病所困擾。即便流行病的長期影
響不若一般所認為地那麼戲劇性，它的短期衝擊仍可
重創社區並造成恐懼。流行病頻繁且難以預測。雖然
大多數的流行病會在幾個月內結束，但直到 1720 年
代之前，許多社區幾乎每年都會爆發疫病。流行病有
時會在一個地方殺死上百人，鄰近城鎮卻安然無恙；
然而，有時它們會橫掃整個國家，殺死數以千計的
人。流行病不只是自然現象，也是社會經濟、文化與
政治事件。要了解歐洲在十九世紀之前的死亡率，以
及社區對疾病的回應方式，流行病是個關鍵〔參見〈公
共衛生〉〕。

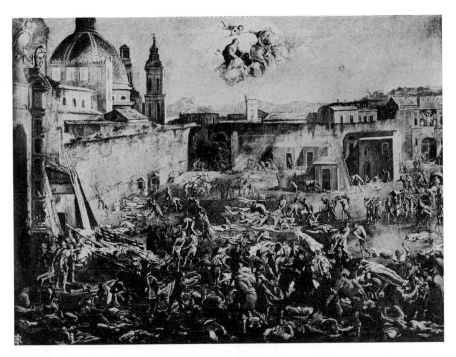

圖 2.1 ——— 1656年，那布勒斯（Naples）麥卡特羅廣場（Pizza Mercatellow）
瘟疫流行時的情況。本圖描繪瘟疫是如何被視為毀滅性的事件。
圖像來源：Wellcome Library, London。

因此，主導當時敘述並吸引了歷史學者想像力的
是流行病，而非近現代時期人群日常罹患的疾病。
理由也很明白：歷史學者使用死亡報告書和當時人
們的敘述，流行病則在這些材料裡留下大量證據。流
行病是個戲劇性的事件，因此它揭露了人們對疾病的
態度以及社區中的緊張關係。各種流行病當中，瘟
疫（plague）帶來最大的迴響。口頭的回憶敘述和文字
記載，乃至專論的出版，使得即便是在疫情之間的空
檔，人們仍記憶猶新。這些文獻為疾病恐怖的性質賦
予某種秩序，並提出（有時互相矛盾的）行動計畫。
歷史學者利用這些記載，重建瘟疫對近現代歐洲社
會、人口與文化造成的衝擊。

十四世紀中葉，出現慘痛的黑死病大流行，殺死
大約三分之一到三分之二的歐洲人口。此後瘟疫就變
成了一種風土病，但十六世紀出現了一個新的、毒性
強的菌株，在此同時也出現其它新的疾病，其中最
重要的是傷寒與天花；這段時間歐洲日益都市化，使
得人類和感染瘟疫的老鼠接觸更加密切。到了十七世
紀，瘟疫肆虐北義大利、西班牙南部與東部、法國、
荷蘭與英格蘭。不同國家的疫情嚴重程度不一：在
1500年到1770年之間，英格蘭與義大利通常幾十年
才流行一次，但是瘟疫在法國一直存在於區域與地方
規模。

　　即便不同區域之間模式有所差異，瘟疫仍是歐洲經歷過最恐怖的疾病。瘟疫的症狀變化多端而難以斷定，即便最有經驗的醫師亦然。根據當時記載，瘟疫以一種快速而戲劇性的方式襲擊身體，讓人死得又快又恐怖。這種死法完全抵觸當時「善終」的觀念。雖然很難計算死於瘟疫與罹患瘟疫的確切人數，但大約有百分之六十到百分之九十的受感染者會死亡。估計法國在1600年到1670年之間，就有兩百萬到兩百五十萬人因感染瘟疫而死，以致這段期間大多數人都有親人、朋友或鄰居死於此病。全國死亡率高達百分之四十，某些地方的死亡率更高。例如西班牙北部的桑坦德（Santander），至少百分之七十五的人口死於1596年到1597年的瘟疫；在1628年至1630年間，里昂（Lyon）七萬人口至少有一半因瘟疫流行而死亡。有錢人的狀況比窮人好，至少他們可以依循「早點逃、走遠點、晚點回來」的口號。留在疫區的人當中，死亡率也有所不同：例如，麵包師傅或屠夫這類工作會吸引老鼠的人，死亡率明顯較高。在個人的層次，人們必須平衡他們對親屬和工作的責任，與自保的需求；然而，疫情集中於窮人區，往往造成貧富對立；而某些對疫情的解釋，則將疾病傳播的責任歸咎於特定族群，例如猶太人或移民和旅人。因此瘟疫不只是個生物實體。當瘟疫來臨時，整個都會生活的步調都改變了。貿易受到

影響,商店和教會關閉,工作也經常中斷。

十七世紀中葉之後,西歐出現瘟疫的頻率減少,
但不同地區改善程度不一。雖然自從瘟疫在1665年
至66年流行於倫敦之後,便在英格蘭消失;義大利
大多數地區早在十年前就免於瘟疫之害,但瘟疫在
其他地區則徘徊不去:法國1720年發生最後一次瘟
疫大流行,俄羅斯是1770年代,而巴爾幹半島則是
1840年代。瘟疫衰退的原因不詳。氣候變遷、營養
改善、個人衛生與居家環境的改良,以及免疫力的增
加,都是可能的解釋。其中一個流行的理論,將瘟疫
的消失歸因於比較堅強的棕色溝鼠(*Rattus norvegicus*),
取代了住家中的黑鼠(*Rattus rattus*)。此一理論的支持
者認為,棕鼠棲息地離人較遠,因此帶菌的跳蚤比較
不會將疾病傳染給人類。上述所有解釋都有其問題。
例如,很少證據支持歐洲人營養狀況在十七世紀有所
改善。住家等環境的改良進展相當緩慢。棕鼠擴張的
時間和瘟疫消失時間並不吻合:相關記載顯示,棕鼠
是在瘟疫衰退之後,才在巴黎與西班牙出現。最近的
研究則強調公共衛生措施對遏制瘟疫傳播的重要性
〔參見〈公共衛生〉〕。

瘟疫在西歐的消失並非故事的全部。瘟疫的形象
及其影響,持續存活在文學作品中,特別是法國文

學，包括卡謬（Albert Camus）著名的小說《瘟疫》（*La Peste*, 1947）。雖然二十世紀歐洲仍有零星的瘟疫個案，例如，巴黎在1920到1921年出現的案例被通報為第九號疾病，以免引起大眾恐慌；但流行病學的焦點後來轉移到東方。1894到1929年間，香港出現了兩萬四千名以上的腺鼠疫病例（bubonic plague）。印度的疫情更為嚴重，1896年疫情爆發於孟買，接下來的二十年間，印度至少有一千兩百萬人死於鼠疫；光是孟買一城死於瘟疫的人數，到1910年累積達十七萬兩千五百一十一人。如此重大的傷亡有相應的社會經濟衝擊，足堪與近現代的經驗相提並論。到了1930年代，瘟疫退縮到少數感染區，但是二十一世紀仍有案例傳出，最近的案例於2009年發生於利比亞。

以瘟疫為焦點，將會忽略近現代歐洲其他慣常發生的流行病。雖然史料相當稀少，但我們知道十六世紀到十七世紀歐洲出現了一些新的流行疾病，像是「英國發汗病」（English sweats）、「法國瘡」（the French pox, morbus gallicus）、傷寒與類傷寒；此外，有些既有的疾病像是瘧疾、流行性感冒和痢疾，同樣爆發過流行。若說痲瘋在十六世紀戲劇性地減少，那麼就人口學而言，天花的重要性更高。某些國家死於天花者占總死亡人數百分十五到二十。在十六、十七到十八世紀之間，結核病感染以戲劇性的速率增加；十六世紀則出

現特別惡性的梅毒。腹瀉與麻疹等疾病則是風土病，且週期性地流行。熱病的流行相當普遍：1700年到1900年之間，歐洲至少出現十六次流行性感冒大流行。如同瘟疫一般，這些流行病能帶來深遠且極具破壞性的後果，影響所及不只是死亡率，還包括社會、政治與經濟生活。流行病可以造成個別城市的人口戲劇性地減少，而城鎮要從沒落中復甦，常是非常緩慢的過程。在疾病流行期間，既有的社會不平等更加惡化，有時會導致暴動，或是對特定社會團體或族群的攻擊。貿易與經濟同樣受到損傷，其所導致的動盪，常更勝於流行病造成的死亡所帶來的混亂。

社會經濟、政治或文化事件都會影響疾病流行，饑荒、經濟衰退或戰爭造成的社會動盪，則會導致傳染病流行程度升高；例如，十五世紀晚期到十六世紀初期就出現這樣的狀況。人口遷徙到城鎮以及貿易的增加，創造了更多容易受到感染的人與增加感染的機會。由於都會基本建設的進展有限，加上城內長期過度擁擠，許多城鎮難以因應。在這樣的情況下（至少在二十世紀之前），都市生活與傳染病密不可分。在此同時，貿易網絡的強化加上城鎮之間人口遷徙增加，使得疾病能夠在城鎮之間與國家之間更快速的傳播。殖民擴張與軍隊調動對此也有影響〔參見〈醫療與帝國〉〕。此一傳播過程是雙向的，例如瘧疾與黃熱病

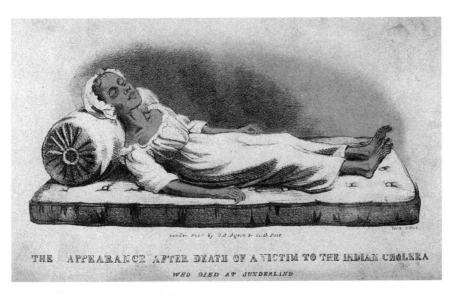

圖 2.2 ——— 1832 年，桑德蘭（Sunderland）地區霍亂的受害者。
這幅圖像呈現霍亂罹患者典型偏藍的膚色。
圖像來源：Wellcome Library, London。

在美洲與歐洲的傳播，以及被懷疑是從新世界傳到歐
洲的瘡病（〔pox〕，可能是梅毒），就說明了這點。

到十九世紀中，流行性傳染病與風土傳染病在政
治上和醫療上具有重要性。生活與工作模式的改變與
交通改善，抵消了改善都市環境的努力；交通改善更
創造出疾病在歐洲乃至整個世界的新傳播路徑。在所
有威脅十九世紀歐洲的流行疾病當中，霍亂是能見度
最高也最為駭人的。雖然「霍亂」一詞不是新字，早
期它被用來指稱不特定的腸胃炎，然而亞洲霍亂卻是
嚴重且常會致命的腹瀉疾病，在1820年代之前歐洲
對它一無所知。它數波的大流行中，由印度沿著貿易
路線傳播，第一波大流行發生在1820年代與1830年
代，第二波則發生在1841年到1851年，第三波則由
1863年到1875年，第四波則由1881年到1896年。
它在人口密集的地區造成最嚴重的疫情，對某些人而
言，霍亂像是瘟疫的重返。霍亂似乎在執行快速無情
的殺戮，罹病者的死亡率高達百分之四十至百分之
六十。在尚無有效療法的情況下，霍亂帶來強烈的心
理衝擊，並且在個人層次與國家層次激起一切努力，
要去阻止這疾病〔參見〈公共衛生〉〕。

流行病在十九世紀與二十世紀帶來的全球風險日
益增加，最具代表性的例子是1918年至1919年流行

性感冒大流行，其所導致的全球死亡人數超過四千萬
人。造成這波流行的病毒株發病特別快速，而且不尋
常的是年輕成人的病情特別嚴重。儘管第一次世界大
戰期間（1914-18）流行性感冒的爆發並不罕見，但是
它在1918年11月傳播到全世界，各國都難以招架。
大流行到1919年4月結束。1918年到1919年之間的
狀況，很適合流行性感冒的傳播：戰爭帶來的匱乏，
以及退伍軍人返鄉，都是有利傳播的因素；戰後的混
亂，意味著部分歐洲國家缺乏因應能力。即便這波大
流行對人口的長期衝擊很小，心理上和生理上的衝擊
卻相當可觀，此外1918年至1919年的大流行，也深
遠地影響到日後對於流感大流行的因應。

　　要到二十世紀早期，嚴重傳染病的風險在北美與
西歐才顯著降低。稍後將會說明流行病的減少，改
變了疾病的模式，使得慢性疾病與退化性疾病成為
健康不良與死亡更重要的原因。雖然十九世紀公共衛
生設施及疫苗等新藥物的發展，提供了減少疾病的方
法，但流行病並沒有在歐洲消失。小兒麻痺的疫情在
1950年代造成恐懼；在這段期間流行性感冒也出現
新的病毒株，1957年亞洲流感在全球導致超過兩百
萬人死亡。到了二十世紀晚期，新興疾病以及抗藥性
菌株帶來新的傳染病大流行的可能。

✦ 日常生活的身體不適 ✦

戰爭、饑荒與流行病經常帶來大規模死亡，但是只專注於這些戲劇性事件，反而會掩蓋疾病的地理，以及其他導致高度不健康狀態的疾病之影響。十九世紀之前，窮人的食物都很有限，因此許多人都容易感染疾病和罹患佝僂病之類營養不良的疾病。就如本書第十二章所指出，城市對健康有相當不良的影響，而痲疹、天花、猩紅熱以及其他的傳染病是近現代城鎮的風土病。雖然鄉下的死亡率較低，但悠哉田園風光的想像也不符實際。例如，瘧疾在鄉下就很常見。更廣泛而言，腹瀉疾病、流行性感冒、肺炎及其他呼吸道疾病，到二十世紀之前仍是重要的死因。性病在十七世紀與十八世紀非常地普遍，痲疹也一樣；直到1960年代之前，結核病都還是殘障與死亡的重要原因，令人恐懼。

對大多數人而言，健康不良的經驗既尋常但又傷元氣。慢性病或長期身體不適對家庭帶來可觀的壓力，生病是造成貧窮的重要原因，健康不良則是許多人共同的經驗。相關記載顯示，在近現代與現代歐洲，大多數的人都曾罹患傷風、頭痛、原因不明的熱病、消化不良以及各種不會致命的身體不適，像是牙

齒不好或眼疾。十九世紀懷孕與工人階級社區的證據，凸顯出普遍的慢性身體不適，尤以肌肉和關節的毛病以及呼吸道疾病最為常見；這些疾病帶來疼痛與不舒服，但人們不認為它們會致命，因此逆來順受。不同季節帶來不同疾病：夏天腹瀉或冬天呼吸道疾病。便秘、胃病及腹瀉都很普遍。腸道寄生蟲、潰瘍與長瘡，以及各種傳染性皮膚病也很常見。對許多人而言，輕微的慢性疾病是日常必經的問題，而當時的日記與信件充斥著身體不適的記載。十七世紀艾賽克斯（Essex）教區牧師羅夫‧喬瑟林（Ralph Josselin）的日記生動地透露出，感冒、眼睛與皮膚的毛病以及其他數不完的不舒服是如何讓人受苦。大約三百年後，潘玻‧瑞夫斯（Pember Reeves）為英國費邊社婦女團（British Fabian Women's Group）所做的研究，揭露出在倫敦工人階級社區，低度健康是種常態，又以肺部疾病和婦科問題最為普遍。

無數人因各種身體殘疾受苦。痀僂病造成典型的弓形腿；天花帶來疤面、目盲與性無能；梅毒不只帶來潰瘍，嚴重的案例還會帶來鼻骨坍塌；關節或骨骼的結核病導致慢性發炎，伴隨著蛀蝕與潰瘍。都會生活帶來許多可能導致殘障的意外事故機會，雖然殘障的現代概念要到二十世紀才出現。工作同樣充滿了危險，到十九世紀中之前對工廠的規範極少；不只工時

很長，許多工作環境助長了呼吸道疾病的蔓延。礦工工作的危險是最清楚不過了，即使是店員工作也有相關的健康問題，因為這些場所經常狹窄而通風不良。除了工作帶來的一般衰弱之外，特定職業有特定疾病，例如製作帽子、鏡子和化妝品會用到水銀這項有毒物質。醫學是慢慢地才建立起特定疾病和特定行業的關聯。

直到二十世紀中葉，一般疾病或慢性病的罹病程度如此普遍，因此人們積極試圖避免患病，還有保護他們的家庭和社區。病患並非只是疾病的犧牲品。患者從不同管道源尋求醫療建議，並用自我醫療來應付健康不良的狀況；這些努力不僅限於吃草藥或成藥，還包括穿暖一點、避開疾病相關環境、避免暴露於寒冷或潮濕的天氣、吃健康的食物、運動，或是追隨特定的養生方式或健康潮流。以下將會說明這些避免疾病的努力，如何反映醫界及常民對疾病及其原因的理解。

✦ 死亡率和罹病率的轉型：✦ 1870年至2000年

十九世紀晚期到二十世紀中期，西歐與北歐死亡率降低，嬰兒死亡率也降低了。例如，法國人口的死

亡率從1880年的千分之二十二點九降低到1920年的千分之十七點二，義大利的變化似乎更加戲劇性，死亡率從1880年的千分之三十點九降低到1920年的千分之十九。[2]即使1918年到1919年的流感大流行帶來短暫的反挫，歐洲人平均壽命也從1870年的五十歲，升高到1940年的六十四歲。東歐情況較差，死亡率仍舊相當高，但也同樣下降了。雖然當時西歐人對退化感到恐懼，然而死亡率的下降代表著出生時平均餘命量的轉變和質的變化。歷史學者認為到了1900年，實質死亡率下降相當明顯，雖然不同國家和不同地區的模式不太一樣；然而，解釋此一現象的各種理論引起很大的爭議。

關於死亡率下降原因的辯論，大致受兩種觀點所形塑：一方認為死亡率的下降是生活條件改善的副產品，這反映在營養狀況的改善；另一方則認為，這是公共衛生事業的成果。工業化和民主化的相關進步觀念，是第一種觀點的基礎；集大成者是歷史學者暨社會醫學重要倡議者湯瑪斯・麥基旺（Thomas McKeown）的著作。他的證據來自英格蘭死亡率的模式，他宣稱在1950年代以前醫學對死亡率影響很小；相反地，

2　B. R. Mitchell, *International Historical Statistics: Europe 1750-1993* (London: Palgrave Macmillan, 1998).

他將死亡率的下降歸功於生活水準的提高。麥基旺認
為特定治療方法對死亡率下降影響甚小,這樣的看法
雖然獲得很多歷史學者同意,但他的整體命題卻經不
起檢驗:死亡率下降和現代化及生活水準的提高是否
呈現正相關,值得探究,尤其工業化打亂了社會與經
濟模式,反而常常導致死亡率提高。有些歷史學者則
主張,某些疾病的毒性下降,帶來死亡率的下降;天
花是他們常舉的例子。攻擊麥基旺的學者,強調預防
醫療改善、個人衛生作為與社會福利措施是死亡率下
降的主要原因;歷史人口學者賽門‧史瑞哲(Simon
Szreter)將預防醫學定義為社會介入(social interven-
tion)。第十二章會指出,雖然並非所有的公衛設施都
很成功,然而,在1870年之後,對傳染病傳播方式
的新認識,和健康照護普及性的改善,都有助於促進
個人衛生與預防策略,對減低主要傳染病導致的死亡
率,有其正面效果。

　　歐洲流行病發生率減少,取而代之的是慢性與退
化性疾病,像是癌症、心臟病與糖尿病;雖然流行病
在非洲、亞洲與南美洲仍舊導致可觀的死亡人數。新
的疾病在歐洲引起醫界與一般民眾的關切;例如嗎啡
上癮和酗酒,成為新的疾病和各界熱烈討論的議題,
癌症在1920與1930年代日益引起注意。肺結核和性
病等所謂社會疾病對國力的影響,也引起憂慮。然

而,即便慢性與退化性疾病變成罹病與死亡的重要原因,由於它們過去在相當程度上常常沒有診斷出來,使得評估此一變化相當棘手。不同的區域模式也帶來問題。二十世紀初,瘧疾在義大利仍是主要殺手,每年約造成十萬人死亡;德國大多數年齡層的死亡率,在1930年代中期都增加。富裕地區和貧窮地區的罹病率與死亡率有很大差別,當時的人也都注意到這點。

到了二十世紀下半,西方有許多人比過去來得更健康。即使1970年代因階級而來的健康差異,和1930年代一樣顯著,平均餘命的增加仍顯示出相當可觀的改進(參見表2-1)。

表2.1 ——— 1970-2000年出生時的平均餘命

年分	英國	法國	德國	義大利	西班牙	歐洲地區 (平均)
1970	72	73	–	72	72	–
1980	73	75	–	74	74	72
1990	76	78	76	77	76	73
2000	78	79	78	80	80	74

資料來源:WHO European Health for All Database (HFA-DB).
WHO 提供。

　　生活水準的提高、住宅的改善、治療的進步以及
公共衛生運動，都被認為是健康改善的基礎。國家福
利制度的引進，增加了人們使用醫療服務的機會〔參
見〈健康照護與國家〉〕。盤尼西林與其他抗生素減少了
許多細菌感染的死亡率，而洗腎這類新醫療技術則延
長了生命。隨著大規模疫苗接種計畫的實施，主要
的兒童傳染病在西歐與北歐基本上可說是被消滅了。
1960年代，對抗結核病的全國性運動使得罹病率下
降，國際消滅天花的運動在1979年達成目標；然而
消滅瘧疾的進展非常有限，直到1990年代瘧疾每年
可殺死一百萬到三百萬人。

　　過度誇大這些進展是不智的。雖然傳染病的死亡
率以及嬰兒死亡率與孕婦死亡率都下降了，然而癌
症、心臟病、糖尿病以及其他的老年疾病都增加了。
富裕程度的增加，也使人們有能力消費更多的菸酒
和加工食品，這些都增加疾病風險。心血管疾病在
1945年後成為主要死因，起先認為和吸菸有關，接
著認為肥胖與生活方式也有關連。憂鬱症、糖尿病、
以及阿茲海默和飲食失調（eating disorder）之類的退化
性疾病，還有過敏和氣喘，成為二十世紀晚期重要的
關切。不過引起最大驚慌的還是癌症。雖然癌症總死
亡率從1930年代到1980年代並未增加，但由於癌症
總是被聯想到痛苦而緩慢的死亡，因而成為人們十分

恐懼的殺手。要處理癌症以及飲食失調這類的疾病，需要長期的照護，導致社會福利承受的壓力升高〔參見〈健康照護與國家〉〕。

　　即使平均壽命增加而罹患慢性病的程度減少，整個歐洲在1945年之後的罹病率以及非致命性疾病罹患率，似乎還是增加了。對某些歷史學者而言，罹病率的提高是社會醫療化（medicalization of society）的證據，代表對疾病早期癥候的檢視，擴大了醫療行為的介入範圍。透過改良的監控方法來對疾病進行早期偵測，像是1950年代大規模的結核病X光檢查，1943年引進的子宮頸癌抹片檢查，以及其他更好的診斷方法，都造成罹病率表面上的增加。過去會造成死亡的疾病與傷害，現在有更有效的醫療與自我管理的方法，這降低了死亡率，但是不會降低罹病率或殘障率。然而，罹病率的升高可能也反映對身體不適的態度轉變（參見以下說明）以及恐慌的文化，過敏就是個好例子。生活形態與工作行為的改變，以及退休金制度和保險的成長，都有助於提高壽命，但人們活得越久就越容易出現健康問題，特別是在晚年。儘管死亡率在二十世紀下降了，這並不必然意味著醫學征服了疾病或改善了整體健康。

✦ 新興疾病：二十世紀 ✦

　　二十世紀死亡率與罹病率的變遷經驗有待探討，
也必須質疑所謂這段時期醫學成功對抗疾病的看法。
二十世紀下半，除了舊傳染病捲土重來之外，還有新
興疾病的出現。所謂新興疾病的出現，並非二十世紀
獨特的現象：一般認為，新的梅毒菌株在十六世紀從
新世界被引進到歐洲；霍亂則在1820年代由印度來
到歐洲。然而，二十世紀出現新的問題。有些新疾病，
像是放射線導致的疾病，因其性質而影響範圍有限；
然而抗藥性的傳染病以及新興疾病，在二十世紀下半
成了全球性的問題，導致有人預測新的大流行即將發
生。這樣的恐懼可清楚見諸2002年到2003年中國爆
發的SARS（Severe Acute Respiratory Syndrome）、2005年
的禽流感（H5N1）以及2009年的豬流感（H1N1），其
中豬流感很快地就造成全球大流行。

　　雖然有些問題並不獨特——人口的移動向來就會
助長疾病的傳播——1945年之後，人口、科技與社
會經濟變遷創造出新的工作模式與環境，進而帶來
新的疾病威脅和健康問題。新的職業產生新的風險，
像是石綿肺（asbestosis）；工作模式的改變則帶來新的
慢性健康問題，像是重複性勞損（repetitive strain injury,

RSI)。有些毛病則是因為新的醫療技術或藥物才為人所知。雖然眾所周知貧窮與疾病密切相關〔參見〈公共衛生〉〕，但是1970年之後的全球經濟變遷、通貨膨脹與產業不確定性，還有政治與社會混亂、戰爭與族群衝突、移民的增加與氣候變遷等等，都對生物體系與社會體系有不良影響。隨著受剝削的社會團體的傳染病罹患率增高，從1980年代中期開始，健康不平等的議題又再度受到重視，顯著的例子包括蘇聯崩潰（1985-91）之後白喉再度流行。在移民、難民和街友當中，結核病的案例同樣升高了，而逆轉了此一疾病感染率降低的全球趨勢。

然而，不是只有下階層或是經歷政治、社會重組的國家，才會面臨傳染病重新出現的問題。英國出現了對疫苗接種的疑慮，特別是1998年對於麻疹、腮腺炎與德國麻疹的三合一疫苗（the MMR vaccine）出現恐慌，導致低接種率以及兒童罹患麻疹與腮腺炎的增加。英國在1980年代晚期發生沙門桿菌汙染雞蛋的擔憂，還有狂牛病（bovine spongiform encephalopathy, BSE）的恐慌，清楚顯示食物相關的疾病帶來食品安全的難題。無法治療的傳染病增加也提出警訊，其中最引人注意的是所謂的超級細菌，像是抗藥性的金黃葡萄球菌（Methicillin-resistant staphylococcus aureus, MRSA），侵蝕了人們對醫學消滅傳染疾病的信心。

73

新興疾病當中，愛滋病（Acquired Immune Deficiency Syndrome, AIDS）知名度最高也影響最深遠。愛滋病可能在1970年代就開始傳染，但它在1981年於美國被辨識出來時，正值西方國家自信已經征服了主要傳染病的時刻。經由性行為和血液傳染的愛滋病，很快被聯結到同性戀社群、接受輸血的人以及靜脈藥物注射者，雖然主要還是集中在與同性戀的連結上。到了1983年，法國研究者找到了引起愛滋病的人類免疫缺陷病毒（Human Immunodeficiency Virus, HIV）。1990年代愛滋病成為全球大流行的疾病，並在許多工業化國家引起近乎恐慌的反應。西方為因應此一情勢，進行大規模研究計劃、昂貴的藥物治療和各種公共衛生措施，包括刊印大量宣導海報；這些作為也引發公民自由與社群利益要如何取得平衡的問題。

藥物治療的發展使得愛滋病在二十一世紀轉變為一種慢性疾病，但是情況在非洲、東南亞以及俄國又不相同：這些地區傳染率節節升高，而藥物治療的高昂價格造成使用上的嚴重限制。儘管有世界衛生組織（World Health Organization, WHO）的介入和聯合國愛滋病防治計劃（Joint United Nations Programme on HIV/AIDS），非洲與亞洲的愛滋病危機仍舊威脅到這兩個大陸的人口穩定和經濟穩定。到了2009年，全球有三千三百萬人感染愛滋病，這是新興疾病造成衝擊的

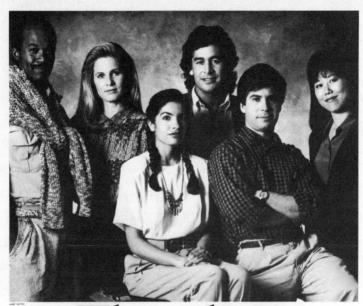

They show
all the signs of
having HIV.

There aren't any you can see. You just can't tell from outward appearance who is infected with HIV, the virus that causes AIDS. To determine your risk for HIV and AIDS, call your State or local AIDS hotline. Or call the National AIDS Hotline at 1-800-342-AIDS. Call 1-800-243-7889 (TTY) for deaf access.

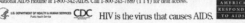

U.S. DEPARTMENT OF HEALTH & HUMAN SERVICES   CDC   HIV is the virus that causes AIDS.   AMERICA RESPONDS TO AIDS
Public Health Service

圖 2.3 ——— 1994年美國愛滋病預防宣導的海報，
警告民眾愛滋病的病徵是肉眼難以辨認的。
圖像來源：Wellcome Library, London。

鮮明例子。在考量二十世紀死亡率下降的大趨勢時，
這些重要經驗是不可忽略的。

✦ 解釋身體不適 ✦

　　雖然要跳脫我們醫療化的疾病觀有所困難，但是
歷史學者日益警覺到，歷史與文化環境形塑了醫界和
常民對疾病的理解。社會學者與文化人類學者的研究
強調，病人急切要為自己的身體不適找出解釋；這樣
的需求根深蒂固，因為它能讓人對不良的健康有某種
程度的控制。近現代時期的醫師對身體不適所提出的
解釋模型不斷改變，但病人及其家屬不只收服這種知
識，還提出他們自己的解釋，這反映出對健康與疾病
的熱切興趣。這現象並非近現代時期所特有；1960
年代的證據顯示，一般人對許多常見的疾病採取各種
解釋，內容包含醫療觀點，也包含個人責任的觀念，
以及存在已久的通俗模型。關於身體不適及其原因的
通俗概念，不只受到生物學因素或醫學解釋的影響，
也受到文化關懷與靈性關切的制約。假若找出疾病的
名稱並加以了解，會使疾病更容易應付，相同疾病在
不同時間則可能有不同的解釋；這轉變不見得和醫學
知識的變遷有關，而是常導因於階級、性別、宗教或
種族的觀念。

個人或集體的疾病經驗，總是被塑造為敘事，用以解釋疾病。這些敘事讓病人與醫師能夠了解疾病，並對病人為何生病提出解釋。疾病發生在人的身體，但它同時具有宗教、社會、文化、空間與事件順序的面向。在近現代歐洲，身體不適似乎純屬偶然或出自天意，以致病人與社區需要將之聯繫到特定事件。就這點而言，醫學和一般人的疾病觀有所重疊，而在十九世紀之前，兩者經常使用共同的語言來解釋疾病何以發生。疾病總是被呈現為一種攻擊身體的主動力量，連最為瑣碎的事件都可能導致生病。這有其道理：將疾病歸咎於特定事件，也就為它賦予了意義。

蓋倫的體液身體觀主導近現代歐洲的疾病觀念，而一般人則用較含糊的流動概念理解疾病。身體是由具有冷、熱、濕與乾等四種不同性質的體液所構成。個體的體液平衡會影響身體與精神的狀態。無論是體液過多（plethora）或是缺乏，只要不平衡都會導致疾病。這種不平衡的現象有可能是自然發生的，但也有可能是其他因素（所謂的非自然因素）引起，像是食物、飲料、睡眠、工作或氣候。同樣的原因、同樣的不平衡，卻有可能造成從輕微到嚴重的各種疾病。些微的改變都可能讓人生病，因此預防與治療同樣重要。

不論通俗觀念或醫學思想，都能透過氣候、地理

和環境為疾病提出令人信服的解釋，也能說明為何某些地點要比其他地點更容易發生疾病。直到十九世紀，瘴氣（miasmas）或惡氣（bad air）都被廣泛地連結到生病與疫病。沼澤或是潮濕的低窪地區，被認為和熱病有密切關係。熱風、冷風及極端的氣溫，可帶來不同類型的疾病，因而醫學文獻強調炎熱氣候會令人衰弱且十分危險〔參見〈醫療與帝國〉〕。氣溫突然改變會讓人身體不適，一般咸信著涼會讓女性生病或流產。環境還有更為廣泛的影響。到了十八世紀晚期，人們認為都會的環境和現代生活，導致許多身體、心理與道德的失序。由於多數窮人生活在不衛生的環境，會有不少人用這種方式理解疾病並不讓人意外。這些觀念在十九世紀「世紀末」引起迴響，當時人們擔憂，退化與都會環境會創造出一個病懨懨、發育不良而骨瘦如柴的窮人種族；到了二十世紀上半，這種恐懼更加具體地呈現在優生學運動〔參見〈公共衛生〉〕。

然而，生病不會無端自招。健康法則觀念強調，健康不良的責任在於個人。生活習慣是關鍵：吃太多、喝太多、運動不夠或穿錯衣服，都是促使人生病的因素。十八世紀有許多文章強調，奢華的生活習慣和現代生活方式是危險的，此種觀念被用來解釋都會的高死亡率。雖然個人行為很重要，人們想了解為何身體不適時，還是經常訴諸基督教與超自然的解釋。

下一章將說明，近現代歐洲有許多人認為，身體與靈魂的健康有所關連。因而疾病可被理解為觸怒上帝的結果，目的是要懲罰人類的軟弱或是考驗信仰；或者認為疾病是魔鬼造成的。這類的解釋並未突然消失，以魔法與宗教來解釋與治療疾病一直延續到十九世紀，特別是那些難以理解的疾病。

要解釋身體之所以會不適，歸咎（blame）的觀念是個重要的成分。這可以是個人之咎：個人的作為或疏忽所導致的結果。在較為日常的層次上，人們將疾病歸咎於沒有穿合適的衣服，或是在壞天氣外出。例如詩人柯立茲（Samuel Taylor Coleridge）在1808年將他的腸炎，歸咎於在潮濕的街道上閱讀潮濕的報紙。二十世紀的公共衛生教育把個人責任的觀念奉為神聖，呼籲大家要避免風險行為。然而，有時特定的團體甚至民族也會成為歸咎的對象。例如，十六世紀與十七世紀瘟疫的爆發，常歸咎於外來的染病者或乞丐。不同的族群與宗教團體常被烙印為疾病的帶原者。例如文藝復興時代將瘟疫的傳播歸咎於猶太人；二十世紀則指控非洲人散播愛滋病。歸咎的概念甚至被整合進疾病的名字。十六世紀的醫師將疾病和鄰國或敵人聯結在一起，因而有西班牙瘡或法國瘡等說法。過錯與責任甚至會跨世代，十八與十九世紀的通俗遺傳觀念認為，父母的罪惡會殃及子女，產生遺傳

性「玷汙」（taints）。

十九世紀末受到細菌學說的影響，一套新的疾病語言開始進入通俗知識〔參見〈醫療與科學〉〕。公共衛生宣導、商業販賣的消毒劑與蓬勃的成藥，都加強了對細菌的注意。細菌提供一套理解疾病的新語言，還有其他從實驗室轉譯而來的名詞，用來指涉細菌和病毒，與稍後的賀爾蒙和基因。然而，我們不宜過度誇大這些觀念對疾病通俗解釋的滲透程度，因為從書信、日記與口述歷史的證據看來，對許多人而言，細菌知識的重要性還不如傳統的解釋，後者將身體不適關連到行為或環境（包括食物不好、空氣不新鮮或運動不夠），這可見諸二十世紀關於愛滋病的辯論。

體認過去對疾病的解釋經歷過很大的轉變之後，歷史學者更加警覺到，病人與醫生採用的治療方式之多樣。例如體液觀點，就促使病人透過放血與瀉藥來排除過多的體液。十九與二十世紀的病人仍將身體不適歸咎於環境因素，像是潮濕的生活環境、吃不適合的食物等等，進一步顯示傳統觀念仍舊引起共鳴。就理解疾病而言，醫學和大眾並不必然一致。

✦ 文化的意義與隱喻 ✦

上一節已經談到，正常與病態的定義受到醫學、社會與文化價值所決定。只有通過命名疾病並加以回應，才能理解疾病，將之置入框架；然而這種框架並不是粗糙的生物學主義（biologism）。疾病充斥著文化意義。儘管社會建構論的研究方法仍舊充滿爭議，歷史學者開始認為，疾病可以是種社會描述，會強化刻板印象或助長對受害者的責怪〔參見〈史學〉〕。

過去五百年來，認為外在症狀反應內心狀態的想法，持續存在於對疾病的理解與表徵。肉體感染與道德缺失常被混為一談，特定疾病常被汙名化，或者聯想起退化。直到二十世紀，疾病的宗教詮釋依然引起迴響，而將身體不適與罪惡連結在一起。瘟疫與其他傳染病提供一套民族罪惡（national sin）的意象，不過疾病更常被當成個人罪惡的隱喻。梅毒被當作具體呈現了罪惡的代價，而痛風或黃疸則連結到縱酒過度。因此，疾病可視為是特定惡行劣跡的象徵。十八與十九世紀，行為與疾病的觀念重新配置，但這樣的象徵未被放棄。例如，糖尿病被歸咎於缺乏運動的生活和太過自溺，癲癇則被歸咎於耽溺手淫與酗酒。手淫之類的特定行為，常被貼上疾病標籤，特定社會群體

或種族也是如此，而被視為是偏差團體或社會威脅。
此種疾病架構也被延伸到其他類型的行為。例如，
十八世紀認為過緊的束腰是造成女性腸道失調的原
因，後來的醫生也將婦女胸部毛病的增加，歸因於束
腰的流行。疾病常很快就連結到特定的性格、團體、
活動甚至服裝，不只在通俗想像如此，醫學亦然，而
醫療人員對疾病則經常訴諸道德解釋與社會解釋。這
樣的連結在二十世紀並未消失。整個二十世紀仍繼續
使用性別理論或種族理論來解釋疾病，從愛滋病如何
被呈現就可清楚看到這點，將鐮刀型貧血症（sickle cell
anaemia）種族化的方式也是個明顯例子[3]。

　　疾病也被當作一種描述社會的語言，用來探討社
會狀態或特定議題。十六世紀反對教會的修辭，常用
性病進行諷刺；十八世紀對無神論的恐懼，反映在語
言中將之比擬為瘟疫。在卡萊爾（Thomas Carlyle）和尼
采（Friedrich Nietzsche）的哲學著作以及優生學的語言，
則出現病態社會的觀念。德國威瑪共和時期（Weimar
Germany, 1919-33），常用健康與生病的觀念來討論德國
在1918年的挫敗；卡謬在《瘟疫》（La Peste, 1947）這本
小說，以瘟疫肆虐的阿爾及利亞城市歐蘭（Oran），隱

3　〔譯注〕鐮刀型貧血這種遺傳疾病盛行於熱帶地區，常被認為是黑
　　人特別容易罹患的疾病。

喻法國對納粹占領的抵抗。認定國家、經濟或特定團
體生病而需要治療,成了反對或贊成特定政策的方
式。社會失調和生物性失調的關聯,是過去五百年來
疾病的政治表徵、文化表徵與社會表徵的一部分,並
賦予特定疾病超出其生物表現之外的意義。

✦ 對健康的態度 ✦

　　十九世紀晚期之前,許多回憶錄與日記經常出現
對健康的焦慮。人們經常認為健康可遇而不可求,疾
病則是如影隨形的現實。現實生活必須忍受疾病,並
不意味從前的病人毫不在乎或堅忍不拔。人們主動追
求健康。對於窮人而言,失去工作的嚴重性促使他們
忽視疾病,或是盡其可能地應付健康不良。如第五章
所敘,這意味著許多人會採用任何聲稱可以治療或舒
緩其狀況的方法;慢性病患或殘障者為了維持獨立或
迫於需求,而調整他們的生活與工作。其他的人——
尤其是中間階級——對健康變得特別著迷,包括自己
的健康、鄰居的健康與社會的健康。十八世紀初有些
觀察者擔心慮病(hypochondria)的廣泛傳播。十八世
紀法國關於瘟疫爆發的報章報導,使得許多人近乎抓
狂地防範;越來越多的通俗著作與醫療文獻,讓一些
人自以為容易罹病。整個十九世紀對一切有關健康的
事物,都表現出一種病態的興趣,即使討論的主題被

批評為淫穢，亦無損於此。

　　許多通俗著作、醫療手冊、報紙和期刊，都鼓動
對健康的關切，並提供達成與維護健康的實用建議。
以體液理解疾病因果關係的學說強調養生的重要性，
並提出日常生活的準則和體質的保養。這些忠告主
張積極作為，經常援引傳統民俗做法和基督教信仰，
並強調對一切事物都要採取中庸之道。這些忠告建議
要節制飲食和飲酒，要重視休息、運動與道德。到
了 1860 年代，這類建議還包括在性方面的節制，而
十九世紀末這類建議甚至擴大到少女雜誌的美容秘
訣。專利藥的販賣者積極利用這樣的不安〔參見〈自
助〉〕。儘管從四面八方湧入各種健康建議，而且維持
健康被視為是個人的責任，然而，人們通常還是認為
健康是意外的福氣。

　　要到十九世紀末才開始認為健康是常態。健康、
體適能與美麗的觀念，連結到現代主義及身體、心靈
和社會福祉的良好狀態。城市居民的健康特別令人焦
慮，這樣的恐懼促成一系列國家振興運動，乃至從家
樂氏（Kelloggs）麥片到健身等各種商業活動，強調促
進健康是國家職責與道德責任。許多這類運動訴諸對
退化的恐懼、將身體鍛鍊連結到道德改良的優生學觀
念，以及一種整體論的理解（holistic understanding），這

些特點也常表現於公共衛生運動〔參見〈公共衛生〉〕。這些觀念並不只表現於納粹德國（1933-45）或法西斯義大利（1922-43），而是出現在整個歐洲。例如1896年第一屆奧運會之後，希臘的評論者就強調運動在教育上和道德上的益處。這段期間也出現了素食、特殊飲食流行等食品改良運動，體育和運動也獲得推廣。服裝設計強調促進身體健康；自助醫療手冊和育嬰手冊十分暢銷。每天運動是確保身體良好運作所不可或缺的，而在法國與英國有許多組織推廣登山、青年健行和其它的戶外活動，以促進青年身體能健康發育。運動推廣有分性別：男人和男孩必須參加團隊運動、競技與體操；針對女性則宣導家庭衛生的價值以對抗疾病的傳播。衛生、營養、家務與工作，皆視為個人與國家的健康關鍵。

　　隨著二十世紀下半西歐死亡率的降低，對健康的期望增加，促進健康成為後工業福利社會重要的社會與政治目標。雖然新的一代視健康與健康照護為理所應得的權利，健康不良的焦慮卻更為強烈。某些評論者認為，此種執著凸顯出媒體渲染和無病呻吟者的崛起，導致日益高漲的恐慌文化（culture of alarm）；有些評論者則認為這是社會醫療化的指標。對健康與不健康的認知有所改變，對風險與疾病的理解亦然。重點再度放到維持健康生活習慣的個人責任，此一訊息

和富裕程度提高，以及肥胖等生活習慣疾病的增加，不協調地並存著。到了二十一世紀，媒體對於飲食、運動和健康生活習慣的報導，加上休閒工業與製藥工業，都聯手鼓勵歐洲人要飲食良好、服用維他命並保持健康。然而，如同前面章節所述，對健康與生活習慣的重視，應視為歐洲長期以來的關切。

✦ 身體不適與性別 ✦

身體不適受到財富、職業與地點的形塑，性別也是一個重要影響因素；健康不良被認為是從前許多婦女的生活特徵。如本書第四章所討論，直到二十世紀中期，懷孕與生產造成婦女大大小小、各式各樣的醫療問題，即便女性日常生活的身體毛病在其他方面和男人相差無幾。經濟、文化與政治的限制使得婦女不能向生病認輸，也難以取得醫療，因而只能吞忍懷孕與生產所導致的病痛，當作是生活必經之路。1870年代之後，避孕措施的使用增加，生育率減少；然而在1930年代，許多英國婦女仍發現，家務工作的操勞、生產以及缺乏適當的醫療照護，導致難以維持健康。

健康與性別的關係，並不侷限於懷孕與生產所帶來的生病經驗。十七世紀開始就常伸張女性比男性更容易身體不適的觀念。如第四章所敘，醫生相信女人

受到生殖週期驅使，使其生理無法擺脫軟弱、衰竭
與生病，這也創造出纖細女性的刻板印象，而吸引許
多歷史學者探究。一般認為經期的女孩和女人脆弱而
病懨懨。青春期被認為特別危險，女孩在蛻變為女人
的過程中容易罹患各種疾病，而當時的文學與雜誌更
強化此觀點。各種疾病在男性和女性的身上會有不同
的表現，這樣的觀念在十七世紀與十八世紀初廣為人
們所接受；此外，女性比男性特別容易罹患某些疾病
（像是天花），這是因為她們具有濕潤而容易滲漏的性
質。某些疾病在十九世紀被認為是婦人病，其中顯例
是黃萎病（chlorosis），亦稱為「綠病」（green sickness），
並被認為和貧血有關。此外，一般認為女性容易罹患
結核病。這種病理弱點的認定，加強了性別角色的社
會與文化建構；雖然婦女要為特定疾病高度負責，如
性病，但她們也被要求要為維持家庭健康擔份責任。

　　然而，疾病並不必然使人衰弱。社會學家帕森斯
（Talcott Parsons）在《社會系統》（*The Social System*, 1951）一
書首次提出「生病角色」（sick role）的觀念。他認為只
要取得生病角色，就能因失能而免除責任，根據身體
不適的性質與嚴重程度，推卸正常的社會義務。儘管
帕森斯提出的是套抽象的模型，生病角色這個觀念仍
為歷史學者和文學批評家所使用，尤其是和性別、身
體不適以及培力（empowerment）等觀念連結起來，用

來理解個人如何利用生病。直到二十世紀中葉都不斷
叮囑女人容易生病，因此有些女人確實利用了她們的
身體不適或表面上的殘障。從這個角度來想，歇斯底
里可被形容為下意識地表達不滿或憤怒的方式；厭食
症則是無力感的表現。有些女人似乎透過裝病來逃避
責任，但生病角色也可賦予個人權力，並取得控制與
管制探訪者的能力。正如英國社會理論家哈麗葉‧瑪
蒂諾（Harriet Martineau）的著作《病房中的生活，或病
人的散文》（*Life in the Sick-Room, or, Essays by an Invalid*, 1844）
所顯示，生病角色提供了隱私與某種程度的權威。女
性扮演生病角色，置身某個醫療診斷之下，使得她們
能夠掌控家務，免於家庭生活的責任或丈夫的性要
求。身體不適是逃脫限制的一種方式。因此，性別是
形塑疾病經驗與理解生病的重要因素，而上述關於生
病角色的討論顯示，疾病並不必然使人失能。

✦ 結論 ✦

　　不管是從十六世紀到二十世紀初期的前人，或是
二十一世紀的無病呻吟者，都會同意英國詩人濟慈
（Keats）所說的：「每個人都有病」。從這個角度來看，
就不難理解為何疾病在過去的重要性，不僅限於流
行病或死亡率模式的改變。疾病、生病和身體不適，
並非能夠輕易量化的簡明概念。死亡率和流行病只

能讓歷史學者知曉部分的故事。大疫年之外的日子，
人們仍舊必須面對日常生活的病痛，以及傳染病、
意外、和工作與生活環境有關的疾病所帶來的危險。
身體不適常是主觀的，即使是日常生活常見的身體
不適，也可能具有許多不同的意義。因此，疾病不
僅是一種生物學實體，而是有好幾種功能，從將特
定行為與團體貼上偏差標籤，到賦予個人某種形式
的權力或身分認同。

進階讀物

❖ 綜論健康、生病與死亡的著作不多。Mark Harrison 在
Disease and the Modern World: 1500 to the Present Day (London:
Polity Press, 2004) 一書以國際觀點考察疾病。

Kenneth Kiple (ed.), *The Cambridge World History of Human
Disease* (Cambridge: Cambridge University Press, 1993) 提供個
別疾病清晰的歷史。

George Kohn (ed.), *Encyclopaedia of Plague and Pestilence from
Ancient Times to the Present* (New York: Facts on the File Inc,
2001) 描述主要的流行病。

❖ 對社會建構論感興趣的讀者可由 Ludmilla Jordanova, 'The
Social Construction of Medical Knowledge', *Social History Medi-
cine* 8 (1995), pp. 361-81 入手。

Susan Sontag, *Illness as Metaphor and AIDS and its Metaphors*
(London: Penguin Classics, 2009) 和 Sander Gilman, *Disease
and Representation: Images of Illness from Madness to AIDS* (Ithaca,
NY: Cornell University Press, 1988) 以不同的方式探討表徵
(representation) 的觀念。

Margaret Healy, *Fictions of Disease in Early-modern England:
Bodies, Plagues and Politics* (Basingstoke: Palgrave Macmillan,
2001) 則以瘟疫為焦點。

❖ 想知道近現代歐洲對疾病的理解，請參閱 Mary Lindemann
的傑作 *Medicine and Society in Early Modern Europe* (Cambridge:
Cambridge University Press, 2010) 論生病與健康的那章。

以及 Mary Dobson, *Contours of Death and Disease in Early
Modern England* (Cambridge: Cambridge University Press,
2003)。

❖ 對瘟疫最好的研究包括 Paul Slack, *The Impact of the Plague in*

Tudor and Stuart England (Oxford: Clarendon Press, 1990)

Ann Carmichael, *Plague and the Poor in Renaissance Florence* (Cambridge: Cambridge University Press, 1986)

John Alexander, *Bubonic Plague in Early Modern Russia* (Oxford: Oxford Univerity Press, 2003)。

❖ 對死亡率下降的解釋，讀者可以從以下幾本著作入手：
Simon Szreter, 'The Importance of Social Intervention in Britain's Mortality Decline, c.1850-1914: A Reinterpretation of the Role of Public Health', *Social History of Medicine* 1 (1988), pp. 1-37。

或Alex Mercer, *Disease, Mortality and Population in Transition* (London and New York: Continuum, 1990)

和James Riley, *Rising Life Expectancy: A Global History* (Cambridge: Cambridge University Press, 2001)。

❖ 以下幾本突出的著作則同時探討幾種不同流行病（以及對它們的反應）：Terence Ranger and Paul Slack (eds), *Epidemics and Ideas: Essays on the Historical Perception of Pestilence* (Cambridge: Cambridge University Press, 1995)；

Anna Hardy, *The Epidemic Streets: Infectious Diseases and the Rise of Preventive Medicine, 1856-1900* (Oxford: Clarendon Press, 1993)；

Peter Baldwin, *Contagion and the State in Europe, 1830-1930* (Cambridge: Cambridge University Press, 2005)。

Roy Porter, 'The Patient's View: Doing Medical History from Below', *Theory and Society* 14 (1985), pp. 175-98，顯示出考察病人視野的價值；

此一研究取向也可見Lucinda Beier, *Sufferers and Healers: The Experience of Illness in Seventeenth-Century England* (London: Routledge, 1987)；

和Roy Porter and Dorothy Porter, *In Sickness and in Health: The*

British Experience 1650-1850 (London: Fourth Estate, 1988)。

❖ 關於日常生活的生病經驗，一個好的起點是 James Riley, *Sick, not Dead: The Health of British Workingmen during the Mortality Decline* (Baltimore, MD: Johns Hopkins University Press, 1997)。

❖ 關於工作與健康，可參閱 Paul Weindling (ed.), *The Social History of Occupational Health* (London: Routledge, 1985)；
　　或是 Roger Cooter and Bill Luckin (eds), *Accidents in History: Injures, Fatalities, and Social Relations* (Amsterdam: Rodopi, 1997)。

❖ 關於一般民眾對於生病的看法，有相當多樣的研究文獻，包括 Athena Vrettos, *Somatic Fictions: Imagining Illness in Victorian Culture* (Stanford, CA: Stanford University Press, 1995)。其中 Janis McLarren Caldwell, *Literature and Medicine in Nineteenth-Century Britain* (Cambridge: Cambridge University Press, 2004)，透過文學的表徵來探討身體不適。

❖ 關於退化與優生學有廣泛的研究文獻，有興趣的讀者可參閱本書第十二章的進階閱讀。

❖ 也有不少關於個別疾病的歷史。關於「瘡」('pox') 的衝擊，參閱 Jon Arrizabalaga, John Henderson and Roger French, *The Great Pox: The French Disease in Renaissance Europe* (New Haven and London: Yale University Press, 1997)；
　　對性病更廣泛的探討，參閱 Linda Merians (ed.), *The Secret Malady: Venereal Disease in Eighteenth-Century Britain and France* (Lexington, KY: University Press of Kentucky, 1996)；
　　以及 Roger Davidson and Lesley Hall (eds), *Sex, Sin and Suffering: Venereal Disease and European Society Since 1870* (London: Routledge 2001)。

❖ 關於霍亂，Christopher Hamlin, *Cholera: The Biography* (Oxford: Oxford University Press, 2009) 同時討論幾個不同國家的經驗；Richard Evans, *Death in Hamburg: Society and Politics in the Cholera Years, 1830-1910* (London: Penguin, 1991) 則提供較為詳細的檢視。

❖ 關於1918-19年的流感大流行，請參閱 Howard Phillips and David Killingray (eds.), *The Spanish Influenza Pandemic of 1918* (London: Routledge 2003)。

至於結核病，David Barnes, *The Making of a Social Disease: Tuberculosis in Nineteenth-Century France* (Berkeley and London: University of California Press, 1995)

和 Linda Bryder, *Below the Magic Mountain: A Social History of Tuberculosis in Twentieth-Century Britain* (Oxford: Clarendon Press, 1988) 則是卓越的歷史。

❖ 愛滋病的史學文獻逐漸增加，好的入手點是 Mirko Grmek, *Russell Maulitz and Jacalyn Duffin, History of AIDS: Emergence and Origin of a Modern Pandemic* (Princeton, NJ: Princeton University Press, 1992)；

以及 Virginia Berridge and Phillip Strong (eds), *AIDS and Contemporary History* (Cambridge: Cambridge University Press, 2002)；

同時也可參照 Peter Baldwin 的比較史 *Disease and Democracy: The Industrialized World Faces Aids* (Berkeley and London: University of California Press, 2005)。

❖ 關於疾病瘴氣論和環境解釋，請參閱第十二章的進階閱讀；疾病與殖民主義的關係，請參閱第十四章的進階閱讀。

CHAPTER 3
醫療與宗教

MEDICINE
and RELIGION

基督教是個療癒的宗教（healing religion），基督教徒救助病苦的義務深植歐洲文化。在近現代歐洲，生病受苦和基督教信仰緊密連結；可是歷史學者更感興趣的通常是專業化，或是醫院如何從禮拜機構轉變為臨床機構，而非宗教與醫療的關係。當歷史學者檢視基督教的信仰或宗教組織的醫療工作時，他們常用衝突、和諧或世俗化等本質主義的概念，來呈現信仰和醫療的關係。此一研究取向強調十八世紀的啟蒙運動帶來對理性的新信仰，導致宗教與科學不可避免的衝突，而最後是世俗化的醫療獲得勝利。這種相當傳統的解讀，現在已被揚棄。關於十七世紀與十八世紀，新的學術研究成果顯示，在神學、政治、科學與醫療之間有許多關聯；基督教信仰對於疾病的態度、對於醫學知識和健康照護的形塑，一直都很重要。關於醫療市場的新洞見顯示，巫術、宗教醫療與迷信是近現代醫療景觀的一部分〔參見〈自助〉〕。將世俗化視為現代化必然的後果，這種看法值得商榷，其所掩蓋的事實是：宗教信仰與超自然信仰是理解世界的方式之一。將「信仰的時代」對比於「理性的時代」，是沒有什麼意義的；本章將說明，從宗教改革到二十世紀，即便宗教對醫療的貢獻有所轉變，仍不容忽視。

✦ 近現代歐洲的神學與醫療 ✦

　　基督教深植於近現代歐洲文化，是人們對生命、
身體與健康的日常理解的一部分。十六世紀之前，
基督教與醫療之間，魔法與宗教之間，並沒有明顯
衝突。宗教與醫療有類似的預設，都認為超自然的力
量會影響自然。基督教信仰解釋疾病為何發生以及該
如何治癒。這些信仰形塑了對生病的解釋、該尋求何
種醫療協助，以及病房中的行為規矩。正如哥廷根
（Gottingen）加爾默羅會（Carmelites）所委託繪製的祭壇
畫（參見圖3.1）所顯示，在基督教的架構中，健康與
身體不適是上帝所賜下的禮物、試煉或警告。教士熱
衷於強調生病有靈性功能、身體與靈魂的健康有深刻
關聯。即使不是所有疾病都是個人罪惡所致，但痲瘋
或瘟疫這類疾病確實是個人罪過所帶來的懲罰，或是
道德缺陷的徵兆，而像瘟疫這樣的疾病，則警告整個
國家必須悔改。身體不適帶有身體敗壞的意涵，成為
罪惡的隱喻〔參見〈疾病〉〕。

　　雖然疾病是上帝所降下的，但人們還是會尋找治
療方法。教會領袖的教誨便使用醫療隱喻，援引基督
的偉大醫生形象。教士強調人們有照顧身體的責任，
因為身體是靈魂暫時的居所，他們也解釋為何醫學具

97

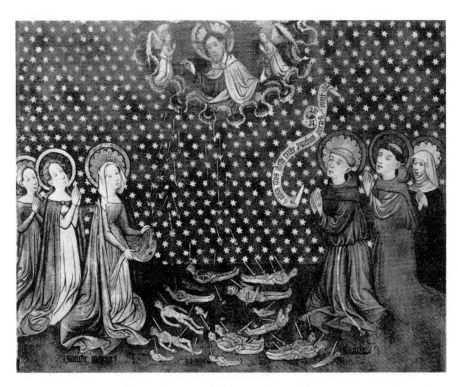

圖 3.1 ———由哥廷根的加爾默羅會
（Carmelites of Göttingen）於 1424 年委託繪製的祭壇畫。
畫中耶穌射下瘟疫之箭，聖徒為信眾求情。
圖像來源：Wellcome Library, London

有此等神聖職責。因此教士強調祈禱與懺悔對治療的重要性，並鼓勵信徒要向虔誠而有學問的醫療人員求助。醫師必須承認自己是神意的僕人，而基督教的教誨也賦予醫學正當性。若說靈魂與身體的健康關聯被「醫療化」，醫師則強調在拯救靈魂與治療身體之間有密切的親緣性。

上帝是疾病的來源，醫學治療成效既是奇蹟也很平凡，神學面與物質面同時並存。許多病人既禱告也接受醫療，兩者毫無扞格。例如，1570年代瘟疫出現於米蘭時，醫療官員試圖阻止瘟疫傳染散播，同時該城也舉辦懺悔遊行和公眾祈禱會。對疾病的宗教反應或許會和行政措施有緊張關係，但一般民眾可以輕易混合不同類型的照護，求助各式各樣的治療者，包括家用醫學（domestic medicine）與宗教治療。尋求治療和預防疾病含括多種作法，包括求助聖徒或魔法，以及禱告與朝聖。一般認為某些聖徒對特定疾病特別具有治療力量；例如臨盆產婦求助於聖安娜（St Anne），瘟疫患者則求助於聖賽巴斯汀（St Sebastian）或聖安東尼（St Antony）。

不是只有上帝才會降下疾病，惡魔與巫師也會。善與惡的力量造就人們的生活，近現代歐洲廣泛接受這樣的觀念；不過只有上帝才能使用超自然的力量，

一般認為巫師和惡魔並沒有這種能力，後者只能藉由操弄自然界的玄力（occult powers）來引起疾病。過去學者認為，從前的人在找不到其他原因時，就會把事情歸咎於惡魔作怪；但現在的分析則強調，魔鬼學（demonology）、民眾信仰和醫學常有重疊。醫師必須了解自然與惡魔的差異，病人則要注意到個人生病可能是巫術或惡魔附身的結果。由於惡魔是透過操弄自然因素來作怪，因此當醫生辨識出問題來自於巫術或魔鬼附身時，若非使用自然的治療方法，就是建議病人求助牧師尋求神聖治療。

✦ 宗教改革與後宗教改革的醫療 ✦

傳統認為宗教改革意味著與上述觀念決裂，也是醫療世俗化的濫觴。一般認為十六世紀這場運動，始自於1517年德國神學家馬丁路德對教廷腐敗的抗議，主張改革天主教會的教義與做法。宗教改革標示了信仰與崇拜的態度轉向，也是一場文化大變遷，改變了俗人與神職人員的關係，並削弱了通俗宗教（popular religion），還威脅到社會的穩定。到了1990年代歷史學者開始聲稱，宗教改革不是一次性的改革，而是一系列的改革。例如，喀爾文（Calvin）在瑞士將改革派的意見鍛造成更明確的教義與革命神學，喀爾文主義則成為日耳曼西部、法國、荷蘭以及蘇格蘭的

宗教改革動力，在這些地區又和政治鬥爭糾結在一起。宗教改革在英格蘭是個走走停停且較不受外界影響的過程。在南歐，天主教教會本身也進行改革，或稱之為反宗教改革（Counter-Reformation），其中包括一些現代化的新做法：教廷不再宣稱教士擁有特殊的治療力量，但重新肯定傳統的信仰與做法。

宗教改革不只是個導致新教問世的宗教現象，也影響了十六與十七世紀歐洲生活的所有面向。此一改革傳達出對社會經濟的不滿，隨之而來的是文化混亂、迫害、遷徙、戰爭與廣泛的改變。教會的治療角色遭到削弱，尤其是在新教觀點最為強大的北歐；伴隨而來的是互相競爭的醫療體系的尖銳爭論，新教徒譴責教士的奇蹟治療力量與迷信做法。這常被呈現為一場改變宗教與醫療之關係的文化發展，此一轉變又牽涉到日益深刻的世俗化、魔法的沒落與科學的興起。

雖然宗教改革打亂了民眾信仰與宗教儀軌的舊模式，並帶來新的醫學與科學解釋，但宗教改革的成果複雜而曖昧。正如反宗教改革所顯示，改革並未橫掃一切，也不局限於對立雙方中的一方。新的信仰形式需要時間來建立，基督教教義在十六與十七世紀依然是人們理解世界的主要方式。學者後來認為，近現代科學是折衷包容的，而宗教改革並未全盤拒絕較早的

觀念;他們也指出,神學觀念對科學有建設性影響。
查爾斯・韋布思特(Charles Webster)的《大振興》(*Great
Instauration*, 1975)不只是關於十七世紀政治革命與科學
革命的經典著作,還揭露出神學觀念如何持續形塑
醫學知識的產生與接受。瑞士出生、本名迪奧法斯德
斯・馮・霍亨漢(Theophrastus von Hohenheim)的帕拉
塞瑟斯(Paracelsus),其重要性不僅限於他的醫學影響
力,也在於讓我們理解到,為何神學仍是十六與十七
世紀醫學辯論的一部分。

　　帕拉塞瑟斯不是醫學門外漢,他父親是醫生,教
導他醫學和煉金術。帕拉塞瑟斯在義大利讀了一陣子
書之後,就到歐洲各地旅遊,蒐集民俗醫學資訊,並
且造訪巴黎、蒙貝利耶(Montpellier)與索勒諾(Salerno)
等傳統(或古典)的蓋倫醫學中心。他也在薩爾斯堡
與史特拉斯堡行醫一段時日。他在巴塞爾任教時,不
只燒掉備受崇敬的醫學典籍,也收理髮師-外科醫師
(Barber-Surgeons)當學生;這激怒了他的同事,迫使他
在1528年離開。之後他以巡迴醫師身分在中歐漫遊,
致力於闡揚他對宇宙、人類與疾病性質的看法。他的
觀念支持以化學原則為基礎的體系,大力否定亞里斯
多德─蓋倫醫學,也是十六世紀宗教改革大聯盟的一
分子。帕拉塞瑟斯抨擊儀式與偶像崇拜的罪惡,質疑
聖徒行神蹟的能力;這樣的觀點也反映在喀爾文的著

作。帕拉塞瑟斯認為，一般人之所以把疾病歸因於聖徒的影響，是因為他們受到教士欺騙，以及對化學與病理過程的無知。他巧妙結合醫學與反教士的社會宣傳，試圖揭示疾病治療不在於巫術力量或聖徒作為，而必須仰賴自然與化學物質。他有不少追隨者站出來反對魔法療法。

宗教改革不只出現新的醫學觀念，也挑戰醫學學術傳統，此一傳統是以文獻為基礎的醫學，以及對古典身體觀的哲學詮釋，傳承並且主導了中世紀的醫學。有人認為，新教教會是新知識的自由派支持者，這樣的看法禁不起檢驗；新教教會其實相當弱小且分裂，但是那些受新教觀念影響的醫師對於教士壟斷知識，則抱持懷疑的態度。攻擊奇蹟醫療對醫師有利，這強化了他們的權威，有助他們對自稱具有神力的醫療者和行醫的教士展開攻擊。即使當時仍透過基督教教義來理解大自然與物質宇宙，但新教醫師開始質疑舊信仰，並以新方式看待古典著作。帕拉塞瑟斯的醫學宗教強調自然與化學，提供一個理解疾病的不同取向。帕拉塞瑟斯學派肯定化學療法、醫療化學（iatrochemistry）的價值，促成蓋倫醫學在十七世紀晚期沒落。

然而，這些觀念在歐洲傳播程度不一。某些新教

大學的醫學系，像是哥本哈根大學，引進刪改淨化
過的帕拉塞瑟斯醫學；在天主教國家，由於帕拉塞
瑟斯醫學和非正統（或異端）的關係，而遭到強烈反
對。對天主教徒而言，改革者的新異端與哲學和醫學
的創新，有著明顯的關係；例如在西班牙，許多醫師
對來自日耳曼國家、英格蘭與荷蘭的新學說持懷疑態
度。反宗教改革以另一種方式影響了南歐與中歐的醫
療：葡萄牙醫師強調他們的信仰虔誠，駁斥外國人對
他們深受耶穌會影響的保守醫學之批評。宗教審判致
力於剷除異端，對異端醫師的社會影響力特別憂慮。
1559年發行的《禁書名單》(*Index Librorum Prohibitorum*)
包含了新教醫師的著作，並且捍衛傳統醫學觀念。南
歐和中歐的某些醫師，利用宗教審判來驅逐無照的治
療者，或是告發和他們競爭的新教醫師，以達成自身
目的。

從上述討論可以看出，醫療在十六世紀並未突然
間和宗教分離。近現代時期的醫學信念是折衷的：醫
學、魔法與神學的解釋彼此重疊，身體則成為這些不
同疾病解釋的戰場。在馬丁路德、帕拉塞瑟斯以及法
蘭西斯·莫邱立爾斯·凡·赫爾蒙特 (Francis Mercurius
van Helmont) 這位醫師的觀念與著作中，可明顯見到
醫療和宗教持續的關聯。例如，路德就宣稱神學和醫
學之間有著親緣關係。他相信在醫師與藥師的工作

中，可以看出上帝屬靈治療的預言。路德在此強化傳統的基督教做法，亦即病人在求醫之前應該先向上帝禱告並懺悔罪惡，因為他認為疾病是罪惡導致的後果；這套醫療神學有許多追隨者。

我們很容易以為十七世紀所謂的科學革命，包括以數學方式和經驗研究方法處理自然現象所埋下的思想酵素，有助否定疾病的宗教解釋與超自然解釋；就此觀點來說，宗教和科學應該經常正面衝突。然而當時的人在許多方面都認為，宗教和科學（或自然哲學）是分立而對等的。十七世紀的宗教與神學分享了相同的文化遺產與知識傳承，基督教仍是許多醫師與自然哲學家的生活重心。很少有人願意否認自然世界是上帝所創造的，或罪惡對身體有病態的影響。牧師並不認為他們對醫學的評論有何爭議性可言；許多醫療人員相信他們的研究屬於對神性的廣義審視。即便自然哲學家努力要對世界與身體的運作提出物質性的解釋，我們所謂的科學面和神學面，在他們的工作中卻經常界線模糊。由於俗人對神學研究與自然科學研究的參與日深，神學觀念（猶太教、天主教與新教）直接影響了當時剛嶄露頭角的科學所內含的哲學。神學家所熟悉的人體內部運作的問題，反映在機械論哲學：以構成物體的最小單位之運動，來解釋所有的物理特性與過程。強調共性（universal）的亞里斯多德哲

學以及文藝復興自然主義（Renaissance naturalism）的神
祕成分，為機械論哲學家所拒斥，然而他們並不貶抑
神學問題，而是在新的脈絡中利用神學觀念解決問
題。十七世紀出現各種相互競爭的醫學哲學，經常成
為不同神學立場的競技場，然而，即使醫師和自然哲
學家可以是教士的同盟，他們也可能是危險的對手。
例如，當解剖學研究開始質疑肉體與不朽靈魂之間的
關係，就冒著被指責為異端的危險。

　　儘管天主教會與新教教會在消除舊的觀念、信仰
與做法上，進行了種種努力，然而，官方宗教與民眾
實際從事的宗教之間，還是有別。這創造出一個空
間，俗人可以在多元的（或分歧的）醫療體系中，求
助於宗教或迷信對疾病的解釋。許多人繼續把疾病和
罪惡連結在一起；地方政府的瘟疫公告、通俗與專業
的醫學文本乃至聖經，都強化此種觀點，尤其在宗教
改革與印刷業成長之後，聖經以方言版本更廣泛地流
傳。路德教派認為身體與靈魂、罪惡與疾病之間有強
大連結，這強化了必須照顧身體的通俗觀念與醫療觀
念。儘管遭到新教的攻擊，奇蹟與宗教醫療仍被認為
是經驗的一部分，和其他的照護方式互補，而聖徒之
名仍舊是舒緩疾病與取得保護的重要來源。若說到了
十八世紀，菁英階層對魔法醫療的信心開始減弱，在
十六與十七世紀，通俗魔法仍是一般男女所採行的宗

教醫療儀式之一〔參見〈自助〉〕。在不容易取得正規醫療人員幫助的時代，特別是在鄉下地區，奇蹟、祈禱、懺悔與魔法承諾了治療的普遍可能性。

　　正如奇蹟、聖徒和祈禱仍舊可以帶來治療，疾病的原因仍被歸咎於巫師和惡魔。學者已經否定當時科學與醫學解釋駁斥了巫術，而使其無處容身的說法。在科學革命的核心，有著一套超自然的哲學，為玄秘的因果關係保留一席之地。當疾病仍舊是神秘且難以預料的事件，而歐洲的獵巫狂熱導致數千名巫師嫌疑者遭到殺害，將疾病歸因於邪惡的超自然影響力或許是很正常的。雖然巫師和治療之間的關聯常被誇大，這段期間對於巫術和惡魔的恐懼依然存在。此種恐懼在英國占星術醫師李察·納皮爾（Richard Napier）的病例簿中清晰可見：在他於1597年到1634年間診察的病人當中，超過五百人以上相信他們遭到巫術所害。教士和醫師操弄個別病案，為各種宗教與政治目的服務，但許多人都認為，恐怖的魔法除了是日常生活的風險之一，魔法也可用來提供保護。即使教會與正規醫療人員試圖控制民眾信仰與攻擊通俗魔法，對當時許多人而言，宗教和魔法是理解與應付疾病的重要方法。

　　宗教改革在許多方面標誌了醫療科學和信仰的新

結合。宗教改革和醫療改革並存，醫療和宗教互相影響。不論個別醫療人員的宗教信仰與教派歸屬多麼分歧，基督教神學提供許多人理解疾病與醫療的重要方法。這讓我們注意到，十六與十七世紀醫療與宗教之間多重的交互連結。

✦ 啟蒙的挑戰：1700-1800 ✦

目前有一股相當具有說服力的史學潮流，宣稱在啟蒙時期，人們不再以宗教方式思考疾病，而偏好世俗化、科學與理性化的世界觀，拒絕魔法與宗教醫療，擁抱權威日盛的臨床醫學。這種分析方式有很多優點。十七世紀有股反對民眾迷信的運動，到了十八世紀整個歐洲（特別是在法國和蘇格蘭），科學與哲學的唯物論氣勢高張，創造出新方法來考察自然界與身體。作家、科學家和哲學家逐漸擁護理性探討的至高無上地位，並自認是歐洲理性改革運動的參與者。他們倡議科學研究將會改善此世生活，並透過興盛的資本主義經濟和強大的民族國家將科學研究加以應用。他們排斥迷信、偏見和狂熱，偏好法國哲學家丹尼斯・狄德羅（Denis Diderot）所說的觀察與追求精確的哲學精神。

科學世俗主義的成長和對經驗與理性的強調，的

確影響了醫療。要求醫療必須具有經驗科學基礎的呼
聲，結合對迷信日益增加的懷疑，一起挑戰既定的醫
學觀念，並且創造出理解身體與疾病的新研究方式，
否定對疾病的超自然解釋。到了 1720 年代，在醫學
辯論中，即便真正的奇蹟還有存在的空間，神意的角
色已然衰退；醫師則認為教士的醫療意見比密醫好不
到哪裡去。然而啟蒙與宗教醫療的沒落，兩者關係並
非那麼清楚，問題也不單在於治療身體和治療靈魂之
間的距離逐漸增加。啟蒙思想有其限制；勢不可檔的
世俗化、與傳統精神信仰的徹底斷裂，以及理性科學
的勝利等觀念，都應該受到質疑。與其說世俗化，不
如探討從宗教文化（religious culture）轉變到更為自覺的
宗教信仰（religious faith）的過程。即便十八世紀確實
出現醫學與科學的創新，但醫師對疾病的解釋與治療
裡並沒有放棄上帝和神學。

　　啟蒙思想與宗教並存於科學中，這樣的情況儘管
表面看來弔詭，但對當時的人而言，兩者的連結相
當自然。在天主教仍有強大影響力的南歐，這樣的
觀念最為強烈。以神學來解釋疾病與身體，在天主教
的西班牙仍舊根深蒂固；神聖在西班牙醫學所占有的
重要性，為該國贏得落伍的惡名。在其他歐洲國家，
不論信奉的是天主教或新教，啟蒙運動帶來的不是宗
教與理性的僵硬二分，而是宗教思想和科學理性的混

合。醫師同時擁抱肉體與神聖。暢銷的英國醫師喬治・錢尼（George Cheyne）在通俗著作《論健康》（*Essays of Health,* 1724）中所描述的養生方法，同樣關注身體和靈魂。法國醫師尚・亞斯楚（Jean Astruc）在他的助產教科書中結合了實用觀察與天啟信仰。這些不是孤立的個案，關於疾病的辯論經常和政治與宗教結合在一起，在關於熱病療法或是精神疾病及靈魂不朽的討論當中，都可以看到這點。許多醫師的確開始接受用「自然原因」去解釋疾病，但他們仍舊承認上帝具有引起或治療疾病的力量，或是在身體運作中看到神聖的存在。受到機械論哲學觀念的影響，醫師探問，如果身體是台機器，那是什麼帶給它動力？有些人發現答案是靈魂。

病人同樣繼續求助上帝、談論聖人的奇蹟，或是把疾病歸咎於超自然因素。布里斯托自學的會計師威廉・戴爾（William Dyer）要服藥時，會先尋求上帝的指引。戴爾的態度與行為，挑戰了對十八世紀醫療日益世俗化與專業化的看法。戴爾不是孤立的個案，正如歷史學者強納森・巴瑞（Jonathan Barry）所言：「證據顯示，病人看重和自己屬於同一教派的醫師，這些醫師的治療藝術或許包括了提供宗教上的支持」。[1]

1　Jonathan Barry, 'Piety and the Patient: Medical and Religion in

病人在尋求其他治療方式時，也召喚聖徒的協助。通俗的醫療著作，像是法國的《藍色全書》(*Bibliothèque Bleue*)，仍舊形容疾病是上帝所降下的，而且這些著作經常標榜祈禱與超自然療法的價值。同樣地，菁英攻擊迷信，並不意味著一般男女在新的啟蒙觀念下就放棄了魔法。因此人們繼續相信魔法不只能夠解釋疾病，也能提供治療。因此十八世紀的特徵是醫療多元主義 (medical pluralism)，包含了宗教與超自然的解釋與治療，而非全由世俗醫學所主導。

這並不是說啟蒙運動沒有出現世俗化、俗人對宗教醫療的挑戰，也不是說宗教與醫療的區隔就此日益分明；而是宗教信仰與實作並未突然消失於十八世紀醫療，或是變得無關緊要。由於十八世紀醫療的複雜矛盾，在專業與通俗的層次，僅管宗教與魔法的地位與影響力受到挑戰，但它們對醫療與疾病的理解仍持續具有影響。

✦ 世俗化的醫療：1800-1900 ✦

想到十九世紀就會想到幾個相互矛盾的宗教立

Eighteenth-Century Bristol', in Roy Porter (ed.), *Patients and Practitioners: Lay Perceptions of Medicine in Pre-Industrial Society* (Cambridge: Cambridge University Press, 1985), pp. 152, 162, 172.

場：這是個宗教興盛的時期，或是個日益世俗化的時期；這是宗教自我懷疑的時期，以及英國國教內部乃至不同教派之間互相衝突的時期。法國大革命（1789-99年）之後的兩個世紀，民間出現宗教復興，但宗教作為一種社會變遷因素的重要性，卻遭歷史學者貶低；史家偏好強調世俗化及其與現代性和科學「客觀性」興起的關係。傳統敘述提出的解釋是：包括地質學、物理學、生物學、生理學和心理學在內的科學，使得傳統信仰越來越站不住腳；都市化助長了個人主義；家庭生活的式微使得宗教機構越來越無關緊要；科技則讓人們對環境有更大的控制能力，導致全能上帝這樣的概念越來越沒有可信度。達爾文主義常被標舉為此種挑戰的經典範例。科學觀念在通俗、專業與制度的層面獲得推廣，而隨著科學與醫療的專業化，教士的角色日益邊緣化。醫療是此世俗化過程的一部分，健康與疾病的科學觀，取代了宗教與超自然信仰。對於十九世紀的基本假設常是：就身體不適的界定權而言，除了另類醫療與邊緣醫療之外，醫療科學取代了教會的角色。

醫學界確實日益認為，宗教意涵以及宗教對精神啟蒙的指涉，問題重重。法國醫學對天主教的敵意，就是這種敵意的具體化。持唯物論的法國醫師挑戰教會照顧病人的角色：他們攻擊聖地的療癒力，認為

所謂的奇蹟治療能夠以信徒的心理預期來加以解釋。
反對教士的地方政府，則在擺脫教會控制的世俗化過
程中，試圖用俗人護士取代教會護士〔參見〈護理〉〕。
醫療人員用醫學來挑戰宗教作法，並不僅限於法國。
十九世紀的醫師發展出對於超自然的批判，並將某些
宗教經驗病理化。例如在德國，醫生攻擊猶太人的洗
浴儀式，認為這不僅不衛生且和三十多種不同疾病有
關。醫療唯物論成為改革宗教的工具。

　　十九世紀即使上教堂的人次較少，宗教和信仰的
發展仍非靜態。天主教國家與新教國家經歷了不同的
宗教信仰變遷過程，對不同地方、教育與階級的人，
宗教和信仰的意涵也有所不同；然而，宗教在人們
生活中仍扮演著重要的角色：它有助形成集體認同，
並在城市的社會、政治、物質與經濟結構中扮演重要
角色。宣教會和慈善機構等宗教組織蓬勃發展，對福
利的提供至關緊要。雖然人們不見得對宗教失去了興
趣，但宗教的角色在十九世紀變得更為有限；這點在
十九世紀的醫療裡也看得到。

　　認為科學與宗教必然衝突的天真看法，使得關於
世俗化之程度與性質的種種迷思歷久彌新。正如西
班牙的例子所顯示，世俗化並非絕對的過程。西班
牙保守的統治階級相信，沒有宗教的科學是盲目的。

西班牙是個極端的例子，但即使是反對教會的法國，在第三共和（1870-1940年）試圖將公立醫院世俗化之前，教會仍是強大的社會與政治力量。衝突的關鍵並不是科學家和基督教信仰捍衛者彼此對立這麼簡單；而是不同的科學與醫學社群內部，對宗教的角色抱持互相衝突的看法。更為細膩的分析顯示，這段時期出現的並非全面世俗化，而是日益增長的不可知論（〔agnosticism〕，此一名詞在1869年被創造出來）、宗教活動的變化、宗教興盛，以及迷信歷久不衰的重要性，這四個因素彼此之間的矛盾緊張。當時確實出現了世俗化，但那並不是個有系統或沒疑義的過程。

對許多十九世紀的醫師和教士而言，宗教與醫療仍舊相容。如退化的觀念所反映的道德醫療化（medicalizaiton of morality），其意義來自一套宗教性的道德架構。宗教和醫療也沒有完全區隔開來，這可見諸生產時使用氯仿（chloroform）麻醉所引起的辯論：反對此做法的教士，獲得某些醫師的支持，認為生產的疼痛是上帝對夏娃的詛咒，不應該減低生產時的痛苦。宗教教派則使用醫學觀念來解釋超自然經驗，當時許多人都認為宗教觀點不會阻撓醫學。問題不在於醫療是否該和宗教分離，而是宗教在醫療中該扮演怎樣的角色。道德與宗教的指涉，仍是十九世紀醫學著作的特色。例如，備受敬重的英國解剖學家與醫師亨

利·溫德沃斯·阿克蘭德（Henry Wentworth Acland），
毫無罣礙地結合道德與宗教關懷以及醫療理論，認為
霍亂既是瘴氣所引起的，也是上帝對世人的懲罰。路
易·巴斯德（Louis Pasteur）是堅定的天主教徒與反唯
物論者，其他的天主教醫師則尋求教會認可他們的方
法，這點尤其常見於產科手術或是為天花預防接種尋
求支持。醫學校經常標榜虔信生活的美德，強調基督
教對於涵養醫學紳士的重要性。這些例子顯示，十九
世紀在宗教與醫療之間有許多連結，而宗教對醫學辯
論以及對醫療與專業價值的建構與框架，仍持續具有
重要性。

　　邊緣醫療（fringe medicine）或另類醫療更顯示出宗教
與醫療的界限模糊。對愛丁堡學者山謬爾·布朗（Samuel
Brown）而言，當時的民眾醫療改革運動代表一種「身
體的清教主義」（Physical Puritanism），此標籤反映了這個
運動與宗教異議的關連，以及新教歐洲宗教教派繁茂
與另類醫療運動的關係。例如，骨相學（phrenology）爭
議的核心是宗教，而梅斯美術（mesmerism）則從原本
的世俗化哲學轉而為教士所用。它在1850年後轉變成
一種靈學運動（spiritualist movement），而和超自然發生關
係。靈學論和梅斯美術的關聯在法國特別明顯。到了
十九世紀末，對於玄學、預言與奇蹟的興趣滋長，進
一步鼓舞醫療宗教運動的成長。

　　科學與醫學並未驅除民俗信仰或宗教信仰。民俗信仰和聖徒崇拜仍舊相當普遍，對聖母瑪利亞的崇奉在十九世紀更是日益增長。這些信仰在鄉村地區特別強大，以至於英國和法國的官員常感嘆迷信是如此根深蒂固。在工業化帶來動盪與不確定性的時代，地方傳說、民俗信仰和儀式是窮人賴以理解周遭世界的方法，特別是在疫病傳播的時期，民俗宗教信仰更為昌盛。在許多案例中，鄉下居民仍將身體不適歸咎於巫術或惡魔附身。其中一個著名的案例，在1857年發生於法國薩沃伊（Savoy）地區的阿爾卑斯山村莊莫金（Morzine），有兩百多位婦人與少女自認被惡魔附身。對許多身體不適的人來說，魔法治療仍極為真實。聖地是朝聖和尋求治療的地點，對許多無法從其他形式醫療得到舒緩而感到絕望的男女而言，這是世俗醫療所無法取代的。到了十九世紀晚期，每年前往露德（Lourdes）朝聖成為法國最大的群眾運動之一。

　　關於露德的醫學辯論，象徵的不只是十九世紀末醫療和宗教的緊張關係，同時也是醫療和宗教不自在的並存。露德天主教會使用臨床醫學與臨床觀察的所有元素（包括屍體解剖），來支持奇蹟療法，創造出一套新的療癒語言，而得到天主教醫師的支持。法國神經科醫師尚・馬丹・沙考（Jean Martin Charcot）在1892年宣稱，自我暗示（autosuggestion）可以解釋奇蹟

醫療。此說雖獲得廣泛支持，卻無損民眾對露德的相
信。關於露德的辯論顯示，醫療在十九世紀並未完全
世俗化與專業化。

✦ 宗教與健康照護 ✦

從中世紀到現代，宗教扮演了提供醫療服務的
關鍵角色；相較於醫療與宗教的關係對疾病和治療的
形塑，這方面的延續性更高。虔誠信徒必須幫助生病
的人，此一基本義務凸顯醫療救助的宗教面。這種信
念激勵無數修會與機構的創建，其中許多為窮苦病人
提供醫療照護。例如，中世紀的醫院是基督教機構，
贊助者與捐獻者提供金錢來換取代禱、成為會員、接
受招待與享有葬禮服務。

宗教改革對濟貧與醫療照護影響重大，許多說法
都強調這段時期經濟變遷與福利改革的關係。但正如
葛瑞爾（Grell）與康寧漢（Cunningham）的《新教歐洲
的健康照護與濟貧》（*Health Care and Poor Relief in Protestant
Europe*, 1997）所主張，北歐的新教宗教改革、宗教動盪
與新的意識形態，也深刻影響了歐洲對貧窮與福利的
態度。社會經濟變遷、戰爭或疫病打亂既有福利模式
並刺激改革，但即使不小看這些因素的重要性，此書
論點確實突顯出，新教改革者對新的濟貧觀念有重大

影響。新教抨擊乞討、路德提出用「公基金」（common chest）幫助窮人的觀念，乃至清楚區分值得救助與不值得救助的窮人，都影響了北歐建立的機構與福利的性質。例如，改革派新教或更激進的新教教派在漢薩同盟城鎮（Hanseatic towns）的發展，形塑了濟貧的性質；十七世紀的宗教動盪則阻撓了濟貧的發放。

　　儘管有著教義的差異，在十六與十七世紀，新教國家與天主教國家福利機構的發展方式差異有限〔參見〈健康照護與國家〉〕。在一個福利仍高度地方化的時代，天主教與新教各教派在全國與地方層次都具備行政與教區組織。在瑞典與芬蘭，濟貧依舊是以教區為單位，教會負責收取與管理濟貧基金。英國在1601年建立更中央化的濟貧體系，即便如此，十九世紀之前收取濟貧捐以及發放救濟品也仍舊在教區進行。

　　濟貧的擴張並未減低基督教慈善對福利的持續重要性。天主教與新教各教派以不同方式透過慈善來界定其信仰，但兩者都認為對病人的慈善救濟是基督教徒的基本責任，即使這種救濟活動常帶有世俗目的。特倫特會議（Council of Trent, 1545-63年）之後，重振的天主教會恢復慈善的動力，特別在南歐成立了嶄新且更有活力的慈善組織。爭奪個別機構的控制權常會引起緊張，例如，尼姆（Nîmes）的上帝病院（Hôtel Dieu）

在1630年代與1650年代間的管理權之爭，就是明顯的例子；然而這並不意味宗教提供照護的功用有所衰退。在荷蘭、法國以及許多德語區，窮人的照護仍舊是由修會來管理。法國的仁愛修女會（Daughters of Charity）、仁愛兄弟會（Brothers of Charity）以及上帝的聖約翰修會（St John of God），是醫學與慈善事業的地景之一。修會不只負責許多醫院的管理，他們也負責創建新的總醫院（hôpitaux-généraux），後者是國家管控窮人的政策之一。天主教在十七世紀的靈性復興，創建了更多致力於慈善與護理活動的修會。上帝的聖約翰修會的追隨者特別積極募集救濟物資，並施行更廣泛的醫療傳教活動。修女護士的宗教社群，主導許多醫療照護慈善機構的日常管理，他們發展的各種技能，超越了照護臥病窮人的原始功能。

宗教對醫院與護理的壟斷，在十八世紀遭到挑戰。新的原則開始影響醫院的設立，在很大程度上這又要歸因於更廣泛的社會經濟與宗教的變遷、新的福利概念，以及重商主義〔參見〈醫院〉〕。正規醫療人員奮力捍衛他們的權威，在管控入院病人、飲食以及醫院的臨床教育功能等方面，和修會發生衝突。由於彼此的醫療照護觀念不同，此類爭議經常發生，尤其是法國的醫院。然而，宗教並不必然是醫療進步的障礙：健康照護的性質與提供方式在十八世紀發生的改

變，不只是醫療市場變遷的結果，也受到宗教價值與觀念的影響。這點清楚見諸興辦醫院的潮流。英格蘭與愛爾蘭發展出的私人非營利醫院（voluntary hospital）的網絡，反映了英國國教的社會思想與福音派的熱忱。修會也助長了醫療化。例如在法國，仁愛修女會的修女並不反對醫學，他們控制病人飲食、發放醫藥、施行外科小手術並且為許多機構提供醫療服務。在大革命（1789-99年）與帝制時期（1804-14年）的法國，修女經常是調和病人與醫師需求的關鍵人物。

分析十九世紀醫院募款文宣顯示，慈善工作仍被視為來世的「火險」。[2]這樣的解釋和1970年代以來的史學格格不入，後者將慈善視為社會控制機構，以及中產階級的霸權和身分建構，近來更被視為是一種社會資本。慈善事業確實包含許多世俗的關切，其動機從罪惡感到感激不一而足，但它仍然保有相當強的宗教面。一般認為慈善體現了基督教美德、信念、熱心與個人主義等正面價值，這些都是當時評論者所推崇的。福音派精神強調堅信、服務以及透過個人努力獲得救贖，這進一步助長了慈善風氣。儘管醫院日漸脫離其宗教起源，成為更世俗化的機構，其經營者仍舊訴諸宗教情感與基督教愛心，來打動善心人士捐助醫

2 〔譯注〕從事慈善來避免死後遭地獄烈火焚燒。

療照護。

　　宗教並不只在醫院的興辦與對外形象發揮作用，
宗教因素仍是提供福利的理由和焦點。即便健康照
護的世俗化與科學化是大潮流，教會仍擔任重要的
健康照護角色。私人非營利和以教會為基礎的慈善事
業，連同國家提供的福利一起成長〔參見〈健康照護與
國家〉〕，持續形塑健康照護。天主教與新教的慈善傳
統鞏固了對病人、精神病患與殘障者的一般照護機構
與特殊照護機構，十九世紀中期的宗教振興對此更有
助益。在法國鄉下，宗教團體經常是醫療服務與藥物
補給的主要供應者。新教的機構對地方城市的公共衛
生政策發展具有相當影響力，像是巴黎病患救助協會
（Parisian Association for Aiding the Sick）和社會服務實踐學
校（the Practical School of Social Service）。在社會福利的辯
論中，天主教與新教的修會也是重要力量。當比利時
對於互助會和各種形式健康保險的優劣發生辯論時，
天主教領袖積極參與這場政治鬥爭；荷蘭在1889年
訂定勞工法之前，基督教慈善事業對社會政策的訂定
發揮關鍵作用。

　　我們不應為了強調專業化或世俗化，而忽略宗教
修會在護理改革過程中的貢獻〔參見〈護理〉〕。隨著學
者把焦點移轉到南丁格爾護理改革以外的因素，便

指出宗教如何塑造醫院護理的性質與地位。整個十九
世紀，護理是不同宗教教派爭奪並試圖發揮影響力的
戰場。有時這是教派之間的鬥爭，例如荷蘭新教牧師
在傳教熱忱與反天主教的心態下，推動新教護理；法
國宗教團體則和國家鬥爭。宗教修會讓全歐洲不同階
級的單身婦女，有機會從事包括護理在內的社會與醫
療服務工作。福音教派的關懷在英國塑造了早期的
護理改革，致力於改善護士的道德品格，以及生病
窮人的身體與靈魂的福祉。同樣的過程在德國也相
當明顯。在凱撒維斯（Kaiserwerth），新教的女執事會
（Deaconesses）不只提供護理照顧，而且為歐洲各地提
供一套護士修女模範，強調護士在道德上和靈性上的
責任。十九世紀早期許多護士是狂熱的基督教徒，她
們相信照顧病人是基督教徒的責任。這樣的宗教義務
和臨床職責並不衝突。

雖然世俗護士在十九世紀數量增加，但是護理並
沒有完全世俗化，教派衝突有時導致特定機構驅逐某
些護理修會，像是倫敦國王學院的醫院（King's College
Hospital）；然而在十九世紀下半，女護理修會仍舊是
提供護理照顧的重要來源。法國第二帝國（Second
Empire, 1852-70年）時期，護理修會充斥國立機構，
二十世紀初有高達兩百個女性宗教組織提供護理照
顧，而護理世俗化的支持者也被迫承認，他們沒有足

夠數量的適任世俗護士來填補空缺。然而，許多護理
修會並不落伍，她們經營的機構和護理管理，以當時
的標準來看是相當現代的。

　　認為二十世紀醫療服務世俗化了，這樣的看法並
不全然正確。慈善團體和國家發展出新的關係，本身
也逐漸現代化。例如，愛爾蘭婦女與兒童福利服務的
發展，天主教會在其中擔任重要的角色。在法國，婦
女協助創辦天主教社會團體，並組成遊說團體來推動
社會福利計畫。在荷蘭，宗教組織持續擔任重要的居
家護理角色，這方面的工作要到1990年代才轉移到
區域性居家照護組織。我們還可以舉出其他的例子，
特別是在殖民地，天主教傳教協會仍提供顯著的醫療
照護〔參見〈醫療與帝國〉〕。儘管社會服務與福利的場
域，是教會與國家的戰場，但也讓教會對開創新的服
務能有所貢獻。這說明了在二十世紀，即使強調治療
性國家（therapeutic state）的興起，也不該低估教會與
宗教的健康照護角色〔參見〈健康照護與醫療〉〕。

✦ 結論 ✦

　　所謂近兩世紀以來醫療世俗化了，這種觀念過度
誇大。學界在1980年代晚期新的、更寬廣的視野，
取代了過去對世俗化與去基督教化的強調，而對現

代宗教的多樣性、生產性與象徵主義更加留心。二十
世紀隨著教會的調適不良，以及社會變得令人覺得幻
滅，宗教也受到攻擊；第一次世界大戰（1914-18年）
的後果，以及天主教會對西班牙與法國維琪等威權政
權的支持，更加突顯了這點。然而，基本教義派在
二十世紀晚期的興起，質疑了先前所謂我們已生活在
世俗社會的觀察。在二十世紀當代的辯論中，乃至許
多個人的生活中，宗教仍保有不可忽視的重要性。

　　醫療與宗教的界線在二十世紀仍非截然二分，雖
然大多數神學家不再直接挑戰自然世界與醫療世界的
詮釋。羅傑里・海沃德（Rhodri Hayward）關於愛德華
時期英國（Edwardian Britain）[3]醫學與靈學的歷史研究指
出，科學模型與醫學解釋被用來支持宗教概念，以及
解釋改宗和魔鬼附身等現象。[4]宗教信仰仍持續影響醫
學研究和有關健康照護的辯論。這點在西班牙最為明
顯：1940與1950年代在弗朗哥政權統治下，便推動
以天主教來統一所有科學。如果西班牙是個極端的例
子，在歐洲其他地方，科學和宗教依然延續他們不自
在的共存。義大利醫師在1940年代和1950年代撲滅

---

3 〔編注〕愛德華時期大略指英王愛德華七世（Edward VII）在位期
　間1901年至1910年，但有時延伸到一次大戰結束。

4 Rhodri Hayward, 'Demonology, Neurology, and Medicine in Edwardian
　Britain', *Bulletin of the History of Medicine* 78 (2004), pp. 37-58.

瘧疾的運動，使用基督教的隱喻；他們和天主教會結盟來定義懷孕和生產，影響了國家福利以及對母職的態度。此種關係並不僅限於天主教國家。神異療法在1930年代的醫學期刊中受到討論，宗教與世俗立場彼此分歧的醫師辯論奇蹟療法的真實性，教士則支持以手觸按病人即能得到治療的這類觀念，並在俗民療法的傳播扮演重要角色。兩次世界大戰之間在某些地區，像是威爾斯邊境，還是有人相信健康或身體不適與魔法、巫術有所牽連。

　　這些例子很容易引申過當。在北歐和南歐、新教與天主教國家之間存在著重要的差異。然而在二十世紀晚期，倫理與宗教的關懷仍舊對醫學與醫療照護提供有所影響。在關於墮胎、幹細胞研究、安樂死與臨終醫療照護的辯論中，個別醫師、推動者以及廣大社群的宗教信念，仍舊是框架辯論與形塑規範的重要力量。承認宗教對現代醫學辯論與健康照護的重要性，讓醫療史學者感到不安。世俗化的敘述和對生物醫學力量的信心，與基督教及信仰格格不入。英國演化生物學者道金斯（Richard Dawkins）擔憂，宗教與靈性論在二十一世紀初仍對科學與醫學構成威脅；他的恐懼顯示，宗教從未遠離醫療，不論充當解釋疾病的方式、成為健康照顧的理據或是作為醫學與科學的對手，都是如此。

進階讀物

✣ 關於宗教改革時期，宗教對於看待疾病的態度與形塑醫療
與健康照護的重要性，參見 Roger French and Andrew Wear
(eds), *The Medical Revolution of the Seventeenth Century* (Cam-
bridge: Cambridge University Press, 1989)
以及 Ole Peter Grell and Andrew Cunningham (eds), *Medicine
and the Reformation* (London: Routledge, 1993) 這兩本論文集。

✣ 關於十七世紀神學觀念如何影響醫療科學的產生與傳播，
Charles Webster, *The Great Instauration: Science, Medicine and
Reform, 1626-60* (London: Duckworth, 1975) 仍是優秀的檢視。

✣ 關於宗教改革與反宗教改革的影響，應該參閱 Diarmaid
MacCulloch, *Reformation: Europe's House Divided 1490-1700*
(London: Penguin, 2005) 這本概論。

✣ 研究巫術的史學文獻，可參閱 Jonathan Barry and Owen
Davies (eds), *Advances in Witchcraft Historiography* (Basingstoke:
Palgrave Macmillan, 2007)。

✣ 雖然許多研究的焦點是近現代時期，但越來越多文獻關注
宗教在十八世紀醫療所扮演的角色。關於這方面，好的起
點是 Jonathan Barry, 'Piety and the Patient: Medicine and Reli-
gion in Eighteenth Century Bristol', in Roy Potter (ed.), *Patients
and Practitioners: Lay Perceptions of Medicine in Pre-Industrial
Society* (Cambridge: Cambridge University Press, 1985), pp.
145-75；
以及 Caroline Hannaway, 'Medicine and Religion in Pre-
Revolutionary France', *Social History of Medicine* 2 (1989), pp.
315-19。Colin Jones, 'Sisters of Charity and the Ailing Poor',

Social History of Medicine 2(1989), pp. 339-48；

以及 Katrin Schultheiss, *Bodies and Souls: Politics and Profes-sionalization of Nursing in France, 1880-1922* (Cambridge, MA: Harvard University Press, 2001)，凸顯宗教對護理改革的重要性。

許多歷史學者強調十九世紀世俗化的過程。Steve Bruce (ed.), *Religion and Modernization* (Oxford: Clarendon, 1992) 這本論文集探討十九世紀的這場辯論。

Matthew Ramsey, *Professional and Popular Medicine in France 1770-1830* (Cambridge: Cambridge University Press, 1988)處理醫療世俗化的影響；

Lorraine Daston and Peter Galison, *Objectivity* (New York: Zone Books, 2007) 則檢視科學與客觀性的關係。

❖ 關於宗教對於理解疾病的重要性，Ruth Harris, 'Possession on the Borders: The "Mal de Morzine" in Nineteenth-Century France', *Journal of Modern History* 69 (1997), pp.451-71，是優秀的代表性研究。

Paul Weindling, 'The Modernization of Charity in Nineteenth Century France and Germany', in Jonathan Barry and Colin Jones (eds), *Medicine and Charity Before the Welfare State* (London: Routledge, 1991), pp.190-206，則提醒讀者注意教會繼續扮演提供醫療照護的角色。

Roger Cooter (ed.), *Studies in the History of Alternative Medicine* (Basingstoke: Macmillan, 1988)，指出宗教和另類醫療的重要關聯。

CHAPTER 4
女性、健康與醫療

WOMEN, HEALTH
and MEDICINE

過去的主流史學常忽略女性，或是以性別刻板印象的方式呈現她們。在 1970 年代之前，女性與醫療的研究也是如此。第二波女性主義帶給婦女史的動力，以及社會科學對史學書寫的影響，鼓勵歷史學者重新思考婦女和醫療的關係。學術研究方向從強調醫學增進婦女健康的實證說法，轉為斷言男性的醫學宰制女性。女性主義的見解站上這個研究方向的最前線：她們把注意力轉向疾病的性別政治與醫療處置的剝削性質。女性主義理論的重要特點在於以下認定：性別不是一成不變的，而是在特定歷史情境中建構出來的。歷史學者開始用這種方式來思考性別與身體的文化史，探索男性特質（masculinity）與女性特質（femininity）如何有別於生物學的性（biological sex）。並非所有的歷史學者都歡迎這樣的研究方向，但也有歷史學者覺得，若能從性別入手進行研究，如同其他歷史學者對階級或種族的運用，就有可能檢視醫學如何充斥著對婦女的文化成見。

儘管出現了這些史學潮流，許多研究仍舊把重點放在男性的醫療科學，以及醫療人員和一般人如何藉由生理差異和女性的生殖能力，來解釋婦女的健康與疾病。之所以如此，部分原因在於歷史學者所

使用的史料。由於他們依賴醫學文本，而這些文本又強調婦女的天生弱點與生殖角色，以致不只必然導致男性聲音主導相關說法，也使得學者在分析女性特質的醫學建構和社會建構的關係時，未能重視環境、社會經濟與政治力量等因素。此一研究取徑最近才受到批評，學者也開始重新找回女性在醫療中扮演的角色，對於視女性為男性醫療人員被動受害者的男性醫療陰謀論，則予以否定，而更強調女性如何對醫療化有所貢獻。

女性不是男性醫學凝視下被動的客體，這是本章的基本概念；本章進而探討醫療如何影響婦女社會角色的文化定義與社會定義，這些定義又如何表現在醫療中。透過檢視醫療與母職的關係，本章探索婦女從懷孕到生產如何與醫療互動，進而質疑過去對醫療化的編年紀事。本章試圖判斷醫學概念的影響力，以及婦女如何參與建構對於女性身體的醫學辯論。

✦ 界定女人 ✦

性別的意義是由歷史所決定的，這點今日已為大多數歷史學者所接受。瓊安・史考特（Joan Scott）提出：身體差異被賦予的意義，界定了性別（gender）。此一說法強烈影響了身體性別文化史的研究方法，這些

研究檢視法律、宗教、文化和哲學等領域的辯論，
在過去如何影響性別的界定。由於醫學對這些辯論
具有重要性，因此許多不同領域的歷史學者都使用
醫學文本，來理解性別與女性特質的框架，以及醫
學如何被用來界定與正當化婦女的從屬地位。研究
者拒絕生物學上對男女的僵硬區分，進而看出女性
身體的醫學定義如何受到社會、經濟、文化和政治
等力量所形構，以及語言、專業關懷與男性焦慮又
是如何形塑這些定義。

　　一般認為近現代醫學乃至社會，是透過體液
（humoral）學說來理解男性與女性的身體性質〔參見〈疾
病〉〕。體液學說只有一性（one sex），亦即男性；男女
性器官差異不是由解剖學來解釋，而是由體液的生理
學組合來加以解釋。男性身體被視為完美的標準，女
性身體則缺少熱。因此，女性身體沒有足夠能量來形
成凸出的性器官，這解釋了為何女性性器官縮在身體
裡面。和男性身體相較或類比，女性性器官只是類似
男性性器官的內縮版。例如，陰蒂就是女性的陰莖。
女人之所以為女人，並不在於乳房或性器官等身體特
定部位，而在於生殖與月經的律動。體液學說認為，
健康的身體之體液是平衡的，因此當婦女沒有懷孕或
沒有泌乳時，月經就是排除過多體液的機制。雖然醫
家對於月經究竟是用來淨化血液，或是用來去除過多

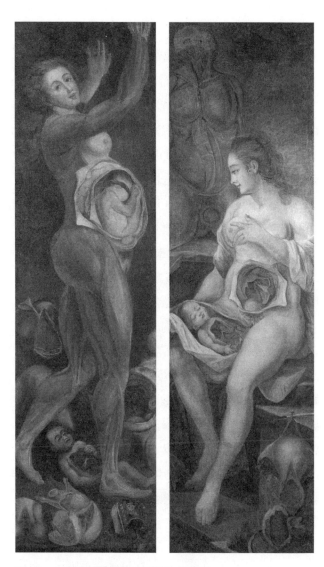

圖 4.1 ———圖中描繪被解剖的孕婦（圖左）
以及一名被解剖的女性抱著一名被解剖的嬰兒（圖右）。
作者是解剖插畫家亞克・費比昂・古第耶・達戈第
（Jacques Fabien Gautier d'Agoty, 1717-1785）。圖像來源：Wellcome Library, London

血液，彼此看法不一；但認為月經不規律或中斷，就有可能導致疾病。另一方面，文化和宗教的禁忌視月經為腐敗的來源。由於月經對於維持女性身體健康如此重要，近現代時期的醫療人員關注女性月經的頻率、量和品質，並以處方加以調理。由於男性醫療人員檢查女性身體是有所禁忌的，病人和醫療人員之間保持距離；這種狀況強化了關於婦女身體的成見，也導致醫師未能注意到許多常見的婦女疾病。

這類觀點和十六世紀歐洲社會與政治潮流相互呼應。雖然文本不會如鏡子般反映日常生活的信念，但在父權體制遭逢危機的動盪時期，醫學理論則鞏固女人受到激情所宰制且身心能力都不如男人的社會觀與政治觀。這些觀念帶有鮮明的道德與政治訊息，強調婦女的本質在於生殖，將她們描繪為低下而只適合家居生活。如此理解婦女的身體，有助於組構婦女在社會中的經驗與角色。英國女王伊莉莎白一世（Elizabeth I, 1533-1603）有沒有月經？是否具有一般女性的解剖構造？這類辯論顯示，此種觀念具有國族與政治的重要性。

然而，近現代時期的婦女並不是醫療或其身體的被動受害者。來自當時的記事本與日記的證據顯示，她們對自己身體的關切程度並不亞於醫生。她們接受

月經必須加以控制的看法。即使婦女很少公開討論月經，菁英婦女之間的書信往返顯示，私底下她們經常彼此提供關於生育及其他方面的醫療建議；另一方面，醫學文本和通俗著作也認定，女性在身體的控制上具有相當程度的主動性，而在健康維護上發揮一定的作用。正如蘿拉・高瑩（Laura Gowing）的《共同的身體》（*Common Bodies,* 2003）所說，婦女是嚴格管理女性身體的共犯，但如果醫療建議牴觸其觀點或經驗，她們也會抗拒。

婦女史的主流說法是，男女的社會角色是在十八世紀區分開來的。湯瑪斯・拉克爾（Thomas Laqueur）在《造性》（*Making Sex,* 1990）一書，使用討論生育的菁英醫學文本，指出這段期間對女性身體的理解方式，也出現相應的改變。拉克爾認為，此一改變立基於由身體來建構性別差異：解剖學者不再認為女性只是不完美的男性，新出現的「男」、「女」範疇乃是生物學上對立的兩性。[1]拉克爾提出一套相當具有說服力的觀點，紀錄了從單性模式到兩性模式的轉變，並宣稱這樣的變化不單是新的解剖學或生理學知識所帶來的結

---

1 〔譯注〕拉克爾認為，從十八世紀開始解剖學者不再認為男女生殖器官，如陰莖和陰蒂，有著對應的關係，而主張兩者是截然不同的器官，並進而主張男女的差異來自這種解剖上的差異，而非蓋倫醫學所主張的體液冷熱之別。

果。啟蒙時期的知識、政治與社會脈絡,是此一轉變
的關鍵。當政治理論家日益訴諸自然權利的概念,生
物學就被用來正當化女性的從屬地位。男性自然哲學
家與男性解剖學家以其觀點,論證女性如何在身體上
和道德上都迴異於男性。

　　拉克爾的命題被整合到許多關於性別與性象
(sexuality)的研究,也呈現在隆達・席賓戈(Londa
Schiebinger)同一時期的作品;後者探討性別概念如何
形塑十八世紀的自然史、種族科學以及解剖學研究
〔參見進階閱讀〕。正如法國畫家古第耶・達戈第(Gautier
d'Agoty)的插畫所顯示,解剖學研究把焦點放在最具
政治意義的身體部位;有關性別與女性身體的新觀
念,便從解剖學,還有女性社會地位的辯論中,獲得
建立。女性重新被想像為在性方面是被動的、知識能
力較低而且有較大的骨盆,在重商主義追求人口成長
的影響下,這些屬性反映了一種新的母性崇拜。[2]受到
男女界線分明的性別關係所框架,女性社會地位進一
步惡化。歷史學者重新檢視賢內助的觀念如何在這段
時期成為女性行為的新指南,探討所謂的男女自然特
徵如何為「內外有別」(separate spheres)的意識形態提

---

2 〔譯注〕重商主義(mercantilism)是近現代時期盛行的政治經濟思
　　想,其核心主張之一是人口多寡是國力強弱的關鍵,因此關心並
　　主張促進人口的成長。

供基礎，而將男人與女人分別劃歸公領域與私領域。
這樣的框架構成了形容性別差異的隱喻，且相當契合
正在力爭上游的歐洲中產階級的價值觀。

然而，這個轉變過程並不像拉克爾或席賓戈所描
述那般直接了當。界定女人的方式在1700年之前就
已經出現變化。例如，瑪莉·費索（Mary Fissell）在《地
方身體》（*Vernacular Bodies*, 2004）指出，小冊子、傳單、
醫書還有其他的文本都開始質疑單性模式，而高瑩的
《家中的危險》（*Domestic Dangers*, 1988），則利用法庭呈堂
證詞來指出，十八世紀之前一般男女就已經開始強調
性差異。研究者由此對近現代醫學的性別建構提出更
細膩的分析，並指出十六和十七世紀有越來越多的醫
學、宗教、政治、法律、政治與社會論述，在探討兩
性的根本差異以及女性較為低等的觀念。十六世紀的
解剖學研究，開始推翻以類比方式來理解女性身體的
早期觀念。有關女性身體的方言著作越來越不幫傳統
觀點辯護，[3] 而把焦點放在受精與懷孕；解剖學研究則
日益將焦點放在她們與男性的不同之處，藉此強化女
性地位較低的社會主流觀念。十七世紀解剖學者指出
女性的腦和神經系統不同於男性之處，認為這對女性

---

3 〔譯注〕當時拉丁文是歐洲通用的學術語言，法文、英文、德文
等日後成為民族國家國語的語言，則被稱為「方言」（vernacular
languages）。

智力造成限制。醫療人員相信，女性由於月經、懷孕和泌乳而擁有獨特的生理功能。他們觀察到，疾病在女性身上的表現不同於男性，也會考慮其處方對女性身體的影響，且必要時會因此調整處方。十八世紀關於兩性差異的概念亦非一成不變；隨著讀者的不同，關於男性本質與女性本質的觀念，常有所改變，且會混合體液學說與當代學說的看法。同樣現象也可見諸性別角色的觀念：相較於內外有別的僵化意識形態，不同的個人經驗會有不同的責任劃分。因此，男女表徵的轉變與性別角色並非清晰一致：男人和女人既不同又相似。

雖然拉克爾的命題受到了挑戰，歷史學者不甘就此放棄，而持續探討對性別差異的認識在十八世紀發生怎樣的變化，而性與性別差異又如何融入新的文化典範。到了十八世紀晚期，性別差異的主流觀念變得更加鮮明，中間階層對婦女的新期許也更加顯著。然而，性別概念的改變並未遍及各處，也不僅限於啟蒙時期。當時有著各式各樣的性別模型，但其中不少是以男女之間有著自然差異或是生理差異的觀念為基礎的，其實是越來越強化基本的性刻板印象，並且受到各類政治理論家的支持。這些觀念強調女人纖細的本性可見諸女性的服裝、矜持與德性；並且企圖將中產階級婦女侷限在家庭中。

到了十九世紀，醫學理論更明顯地被用於性別角色的社會文化建構。在法國、英國與德國出現了大量以陰柔本性（feminine nature）為主題的醫學研究，提出了一套有關女性身體與能力的科學認識，並認定女性有先天的生理學特質。這些觀念構成了婦科（gynaecology）這門強調女性獨特生物學特徵的醫學專科的發展基礎。醫學文本將女性描繪為受其身體的奴役，用卵巢與神經系統的關係來解釋女性身體的脆弱。卵巢被視為女性特質的精髓，是了解女性身體乃至一切婦女疾病的關鍵。在此架構中，青春期和月經被認為是特別危險的時刻，例如，此架構基本上認為，女性在月經期間身體不適、不穩定且無助，而特別需要醫生的照顧。這樣的醫學論點又強化以下的社會建構：女性反覆無常、容易疲勞且缺乏自制；她們特別容易情緒不穩定，因此只適合待在家裡。醫學理論宣稱女人在身體上與心理上都受其身體所制約，身體與心靈容易出現弱點。女性的行為如果逾越文化建構的界線，很容易就被貼上退化或病態的標籤。這些觀念又被用來支持女性不適合接受大學教育、從事職業工作與投票等論點。

醫學對瘋狂的概念是這種性別觀點的好例子。十六與十七世紀，許多人覺得女人比男人更容易罹患精神疾病。從婦科毛病到難產之類的生理病痛，乃至

孩子死亡這類的創傷性事件，都被認為是婦女罹患精
神疾病的原因。十八世紀將陰柔（effeminacy）和神經
疾病緊密關聯起來。醫療人員認為，婦女的生理使她
們比男人更容易瘋狂，而且婦女經驗瘋狂的方式也與
男人不同。到了十九世紀，醫生認為卵巢跟大腦以及
神經系統能量彼此相關，而進一步以生殖功能來解釋
瘋狂。女性的生命週期被認為充滿各種危險，有可能
讓婦女走向瘋狂。月經被認為是女人容易瘋狂的原因
之一：太多或太少、太遲或太早都非常危險。青春
期是個危險的時刻，生產則帶來產褥瘋狂（puerperal
insanity）的危險，病情從短期的產前憂鬱到無法治癒
的精神病不等。由於主流醫學認為女性特別容易受到
生殖器官導致的起伏所影響，因此某些精神狀況為女
性所獨有。歇斯底里就是最明顯的例子，稍後又出現
高度緊張又過於脆弱、無法從事體力與智力勞動的神
經衰弱婦女形象。瘋狂與歇斯底里的女人成為某些
小說的特色，例如伯朗黛（Charlotte Brontë）的《簡愛》
（*Jane Eyre,* 1847）以及柯林斯（Wilkie Collins）的《白衣女
郎》（*The Woman in White,* 1860）。當時的文化很流行這樣
的醫學觀點，反映了當代對於婦女社會地位的焦慮。

　　這些詮釋有明顯的階級差異，維多利亞時代關於
婦女身體能力與生活方式的預設，是以中產階級的認
知為基礎的。當這樣的認知套在工人階級婦女的身體

上時，就顯得問題重重，尤其是脆弱及身體軟弱這樣
的形容並不適用於她們。十九世紀許多工人階級婦女
的生活現實和當時生殖身體的醫學理論以及居家生活
的觀念格格不入。部分醫師對這個問題的解釋是，工
人階級婦女的器官運作要比中產階級婦女來得好，後
者總是覺得情感和智力都讓她們精疲力盡。也有醫師
擔心工人階級婦女是感染的來源，到了世紀末，這種
恐懼促成關於退化的辯論以及對性病散播的焦慮。

　　女性在多大程度上與此種建構合謀，還有待確
定。有些女人利用女性天生病弱的觀念來獲得好處，
以生病為藉口來逃避家庭與婚姻責任〔參見〈疾病〉〕。
女性並非全是醫學權威被動的犧牲品：女人同樣關心
身體的生殖功能。她們和醫生一樣關切月經的規律
性，當她們認為出現不正常的行為或狀態時，也會
尋求醫療協助。南西・賽瑞奧特（Nancy Theriot）研究
十九世紀英國與美國的醫學文獻，指出醫師如何「學
會將病人對身體不適的描述歸類為『不正常』，像是
無法處理家務、沒有保持身體清潔的習慣、喜歡使用
粗鄙的語言。」[4]身體或心理的解釋既反映女性的身體
經驗和生命經驗，也建構了這些經驗，但婦女也反過

---

4 Nancy Theriot, 'Negotiating Illness: Doctors, Patients, and Families in
the Nineteenth Century', *Journal of the History of Behavioural Sciences* 37
(2001), p. 355.

來利用了這些解釋。從十九世紀的慈善工作者與早期
婦女運動如何使用女性身體和母職的關聯,來支持他
們家庭之外的角色,就可以清楚看出這點。雖然小孩
的利益經常被擺在母親的權利之前,而即便是婦女權
利的支持者,也預期女性的要求必須受到男性的節
制,但二十世紀初期爭取社會福利的婦女運動裡,女
性便使用母職與家庭的觀念形塑她們的修辭〔參見〈健
康照護與國家〉〕。

　　本節指出關於女性身體的醫學概念,如何形塑了
對婦女社會地位的辯論,以及這些辯論如何影響醫學
理論。認為婦女天生軟弱與次等的醫學概念,被改寫
成反映婦女本質與角色的社會、文化與政治觀點。
認為婦女的身體與社會位置以生育為重心,這種成見
很難推翻,且重要的連續性依舊存在。例如 1920 與
1930 年代的科學家認為,性荷爾蒙研究是理解性別
差異之鑰,而其看法仍牢牢地將女性身體與生殖連結
在一起。雖然賀爾蒙學說對經期的理解,讓月經變成
小事一樁,但 1940 與 1950 年代仍強調女性身體的生
殖功能。例如,戰後義大利男醫生對母職的討論,仍
舊結合生物學和道德觀,強調婦女的母性。然而,婦
女不見得是男性醫療霸權的被動犧牲品;婦女不但被
期待扮演維護自身健康的角色,也協助建構有關女性
身體本質與生殖重要性的醫學理論。即使早期婦女運

動已經在操弄利用醫學觀念,這些行之已久的醫學建構要到1970年代才受到嚴重挑戰。女性主義者和婦女團體站到最前線來批判醫學,表達對於醫生控制女人與生殖的焦慮。這個發展鼓舞了對醫病關係的性別面向做進一步的檢視,然而,對許多婦女而言,醫病互動的改變仍舊太過緩慢。要到1990年代的生醫研究指出,男性和女性對疾病的反應不見得都一樣,性別差異建構才指向更正面的可能治療方法。

✦ 醫學與性象 ✦

性象的歷史和女性身體的文化建構與醫學建構有密切關係。儘管女性主義學者已經分析了女性性象過去如何遭受檢視與規範,法國哲學家傅柯的作品仍大大形塑了對性象的歷史評估。傅柯在他的《性象史》(*History of Sexuality*)第一卷〈導論〉(1977)提出,性象是論述實踐的產物。他解釋性的身體何以在十八與十九世紀成為焦點而受到一系列限制,在十九世紀晚期又是如何遭到醫療化。即便說傅柯傾向於忽視非醫學論述,像是宗教或法律的辯論,而且過度重視十九世紀,視之為現代性象觀念出現的關鍵時期,他的作品仍鼓舞學者研究性象的建構與監控。

許多關於醫學與性象的研究都強調醫學專家的角

色，包括醫師、精神科醫師與性學家；但其實也可透
過探討法律、宗教、道德、醫療或文化等其他的論述
來研究性象，即便這些論述彼此錯綜交雜難以清楚
區分，例如，醫學和道德論述到二十世紀都還彼此交
織，階級也仍會引發討論。雖然歷史學者對維多利亞
時代中產階級專業人員的性象著作所知甚詳，但對一
般民眾態度的相關資料知道的就很有限。檢視不同的
階級文化，就會發現不同的性象建構。關於醫學如何
影響民眾的認識與實作，以及女性在其性象建構過程
中共謀或抵抗的程度，還有許多有待探問之處。不管
是對歷史學者或是對當時的人而言，性象都值得進一
步探討。

宗教與醫療彼此重疊的論述，形塑了近現代時期
有關性象的辯論。對教會而言，性是個道德議題，醫
學著作則重述了希波克拉底和蓋倫的生殖學說，認為
孩子的產生同時需要男性與女性的種子（seed）。這些
學說斷言，女性種子的產生和女人的快感有關，尤其
是性高潮。即使他們主張女性種子在懷孕過程只有次
要角色，他們仍舊認為性快感是生殖所必需的。在此
同時，體液觀點認為女人是濕而冷的，男人則是乾而
熱的，因此性交會讓女人的體溫升高。這使得女人很
自然地充滿性慾。

　　十七世紀出現新的胚胎學說，挑戰了上述觀點。
解剖學和顯微鏡的研究顯示，並不是先有性快感才會
產生女性種子，而是所有女性身體都有卵。這些研究
支持的觀點是，不管女人在性交過程中有沒有體驗
快感，都有可能懷孕；這和女性的經驗可能也較為吻
合。這些生殖理論影響了啟蒙時代對於性差異（*sexual
difference*）的思考方式。受到宗教、政治、哲學與文
化辯論，以及伴隨工業化而來之社會經濟變遷的影
響，性象與性差異的觀念被用來強化社會角色與性別
角色，並以此標榜階級差異。結果是近現代時期充滿
性慾的女人，在十八世紀演化成被動、居家的十九世
紀理想女性。

　　大多數的歷史學者同意，女性性象的醫學與文化
表徵在十八世紀出現了改變，然而，此一轉變究竟多
徹底，卻仍有爭議。例如，研究指出十八世紀的色情
通常將女性描繪為誘惑者，而非被動的；未婚媽媽
的敘述進一步顯示，並非所有女人在性方面都是被動
的。通俗的產婆手冊很少提到新的解剖學與生理學觀
點，這顯示新的生殖理論影響力有限。對許多歷史學
者而言，十八世紀是性解放的高點，要到十九世紀才
出現比較壓抑的論述。

　　即使十八世紀是個過渡時期，一般著作則強調性

象如何在十九世紀醫療化。然而，在十九世紀大部分時間，正規醫療人員通常盡量避免討論性。大多數情況下，只有在回應廣大的社會辯論或公共衛生辯論，像是討論賣淫與性病的關係，或是女性在社會中的角色，他們才會討論到性。因此，對女性性象的醫學觀點，和新近出現的中產階級婦女角色模範與端莊的觀念，有著密切的關係。形塑這些醫療觀點的是階級、宗教與道德的價值觀，以及預設男性有著天生的性衝動而需要受到控制，女性則天生對性沒有興趣——這樣的觀點代表了性的雙重標準，也是中產階級婦女端莊觀念的柱石。醫療人員訴諸的並非醫學證據，他們先是使用以既有生理學模型和文化偏見為基礎的偽科學，來支持無慾女性的理想。他們否認女性性愉悅的觀念，其定義下的正常女性性象僅限於生殖。女性性象因而成為敗德或瘋狂的可疑跡象。這些觀念和英國外科醫師威廉‧艾克頓（William Acton）的著作有密切關係。歷史學者熱衷強調那些性象乖離此模範的女人，是如何遭到醫學治療；最具體的粗暴例子是，英國外科醫師艾賽克‧貝克布朗（Isaac Baker-Brown）在1866年至1867年對婦女進行陰蒂切除手術所引發的醜聞。

　　上述討論所呈現的，只是女性性象諸多觀點之一。若說對於工人階級文化的研究，挑戰了婦女在

性方面都是保守而假正經的看法；女性性象的觀念亦非靜態不變。雖然傅柯宣稱性在十九世紀晚期醫療化了，但這段期間正規醫療人員關於性的著作和討論，仍舊非常保守節制。因此，性象概念之所以在1870年代開始轉變，和醫學只有間接的關係。衛生觀念、管制賣淫的關切，以及第一波女性主義大聲說出對性病傳染的恐懼也攻擊性的雙重標準。女性主義者鼓吹一致的性道德，逆轉早期的建構，宣稱女性才擁有對自身性象的控制能力，而非男性。要到二十世紀初，在更為熱衷鼓舞女性激情的世代，這些觀點才較為人所接受。

這並不意味醫學完全沉默。例如，奧地利的奧托・魏寧格（Otto Weininger）與理查・馮・克拉夫特・艾賓（Richard von Krafft-Ebing）或是英格蘭的哈維洛克・艾利斯（Havelock Ellis）等性學家的作品，以及西格蒙・佛洛伊德（Sigmund Freud）對歇斯底里女性的研究，都試圖創造出新的範疇。他們強調婚姻、母職及異性戀對婦女健康的重要性。雖然佛洛伊德強調，成人的性象並非生物因子所預先決定；然而，性學家回應世紀末對於賣淫與性病的焦慮，而強化中產階級的道德。他們提出異性戀的科學根據，重新肯認母職的傳統概念，並強調女性必須合乎理想地回應男性的宰制。同樣地，佛洛伊德的女性性象觀假定陰莖是主要的性器

官，並且病理化不符合母職刻板類型的女性。

在1920與1930年代，關於控制生育、優生學與鼓勵生育的辯論，鼓舞了對女性性象的積極討論。地方與全國性社團及一些婦女雜誌加入推動性改革的遊說，社會科學家則開始質疑生物決定論。性學與佛洛伊德式概念聚焦於性象在婚姻關係中的適切表現。英格蘭的瑪莉・史托普（Marie Stopes）和荷蘭的迪奧多・范德維德（Theodor van de Velde）的著作極受歡迎。他們的著作大力主張異性戀女性的性衝動是正常的，不過就像心理學和醫學論述一樣，他們也強調婚姻的重要性。把性、性象和生殖加以區分開來的改變非常緩慢，因為既有的社會風氣很難推翻，這又是因為大多數人對於性與生殖十分無知，也因為許多婦女似乎想要扮演比較被動的性角色。出版審查制度，尤其是在英國，限制了性學在民間的傳播。在法國，通俗的婚姻諮商手冊繼續認定女性沒有性本能，天主教會也鼓勵這樣的觀點；在土耳其，國家強迫女性接受處女檢查，試圖藉此來控制女性的性行為。

關於性的公開討論在1920與1930年代還是相對罕見，但是到了1950年代，性象討論的重點不再是生育，而是快感。人類學者和社會學者開始主張性角色是文化決定的，而性學則教育夫妻性態度與性技

巧。阿佛瑞德・金賽（Alfred Kinsey）出版他對美國人性生活的大規模研究（1948年與1953年），對社會產生強力衝擊；美國神經學、心理學與社會科學的新研究著作，開始把性和性別區分開來。對許多人而言，1960年代標示著性革命的開始。一般常把這個發展歸因於避孕藥的發展，然而，要評估性態度的轉變，就不該忽略戰後重建與社會經濟變遷在新的社會態度來臨的過程中，所扮演的重要角色。對許多人而言，避孕藥等同於無憂無慮的性活動和性實驗，但是它的使用也激起關於性象、避孕及其道德後果的熱烈辯論，以及讓女性在避孕過程中更加依賴醫療人員。

近現代與現代時期針對女性的社會角色，出現廣泛的社會、文化、政治或經濟辯論，並援引了醫學所提供的論述框架；然而，就女性性象而言，醫學很少是主導性論述，即便十九世紀晚期的性學提供一套理解性差異的新科學語言，它仍舊捍衛社會規範。這些辯論的重點常是生殖和女性性象的關係，此一連結要到二十世紀才逐漸削弱。關於女性性象的觀點，其所涉及的不是簡單明瞭的醫療化過程，而是醫學觀點與社會觀點之間的複雜互動。

✦ 規範女性性象 ✦

　　雖然醫學不是界定女性性象的唯一權威，但就監
控女性性象而言，傳染理論和醫療人員仍舊重要。歷
史學者在探討性象是如何受到控制時，便檢視了性病
防治措施如何結合對偏差行為、性象與性別的擔憂與
關切。相關規範具現了對於女性性象的醫療與文化成
見，並且賦予醫療人員相當權力來控制女性身體。透
過檢視十九與二十世紀的性病防治措施，就能探索過
去環繞著女性性象的迷思與矛盾。

　　由於婦女罹患性病的病徵不易覺察，因此十九世
紀的醫師認為他們是性病的主要帶原者。在這一套論
述當中，關於婚外性行為、賣淫與梅毒的說法，為歐
洲政府針對妓女身體的做法提供了基礎，法國衛生
學者巴航-杜夏特列（Parent-Duchâtelet）的觀點就是很
好的例子。歐洲各地採取大致類似的預防策略，經
常被稱為管制主義（regulationism）。法國在拿破崙時代
（1799-1815）實施之措施影響下，管制做法包括妓女的
證照制度、醫學檢查以及在發現性病後便予以強制治
療。女性性象的性別觀點制約了這樣的做法：它創造
出妓女這個獨立的女性範疇，其所認可的性標準是寬
待男性性行為、病態化女性性行為。這套管制措施把

賣淫與性病連結在一起，強化以下觀點：工人階級的
女性性象是危險的。

英國的傳染病法案（Contagious Diseases Acts, 1866-86），是監控女性性象最惡名昭彰的做法。歷史學家透過研究這個法案來探討當時和醫學、道德及婦女地位相關的議題。該法案被設計為公共衛生措施，用在軍隊駐紮的城鎮或港口，以預防性病傳播。它授與特勤便衣小組認定可疑妓女的權力。婦女一旦被認定涉嫌賣淫，就必須自願登記為妓女，或是到治安官那裡證明自己的清白。遭登記的婦女被迫每兩週接受一次海軍或陸軍醫官的內診。拒絕的話，治安官可以強迫她接受檢查；若被發現罹患性病，就被遣送到性病醫院接受治療和道德教育。如同其他歐洲國家一般，此法案將道德病態和醫學病態混為一談。

傳染病法案引起強烈反彈，而反對法案的運動有兩個清楚的面向。對運動領導人約瑟芬·巴特勒（Josephine Butler）而言，這個法案羞辱婦女，而且將一套針對婦女的雙重性標準予以體制化。反對法案的社會運動者宣稱，醫學檢查是一種器械強暴，此一法案等於國家認可男人買春與性侵犯。反對法案的人當中，有些人抗議法案對自由的侵犯並鼓吹婦女權利，但也有些人認為法案的道德立意錯誤，必須加以阻

151

止。後者常被稱之為社會淨化運動，他們希望透過更
進步的立法來管制性象。結果傳染病法案遭到廢除，
並在1885年通過刑法修正案，把合法性行為的年齡
從十三歲提高到十六歲，並提出進一步監控公共性象
（public sexuality）的機制。

　　英國廢除法案的抗爭鼓舞歐洲各地類似的運動。
在第一次世界大戰爆發之前，管制賣淫及性病預防是
公共衛生和福利辯論的重大課題。和英國的情況一
樣，這方面的討論同樣有其社會面與醫療面。他們涉
及到廣泛的議題，包括都會環境治安與監控性行為，
乃至自由和醫療權威的問題。廢除法案運動者起先的
目標，是要挑戰既有的性標準，但透過他們的運動卻
創造出新的監控策略，並強化中產階級的性道德觀。
結果出現了三種不同做法：法國與德國仍採用原有的
管制主義；英國則採取自願的做法；斯堪地維亞國家
則出現「衛生國家主義」（sanitary statism），採取專門針
對性活躍群體的措施。這三者都針對性行為活躍的單
身女性，結合了醫療措施和感化政策，反映出階級觀
念以及對女性身體、觀瞻與行為的認知。優生學和鼓
勵生育的政策，進一步將婦女性行為政治化，開啟
二十世紀初強調母職的政策，並以母職來界定女性性
象（參見下文討論）。

　　當時對性危險之女人的看法，具體表現於性病防
治政策。這些措施的目標是女性，特別是違反社會規
範的工人階級年輕單身女性。二十世紀的公共辯論，
雖然挑戰了性道德；然而性病和道德以及女性性象的
連結，一直持續到1945年之後。性病防治措施疊合
道德面向和衛生面向，宣揚了性活躍的女性是潛在傳
染源的強烈意象。到了1960與1970年代，焦慮的主
要來源不是賣淫而是濫交；公共衛生運動仍把焦點放
在婚外性行為與少女的性象，並加以病理化。就規範
女性性象而言，醫學是中產階級道德主義強而有力的
代理人。

✦ 懷孕與生產 ✦

　　由下而上之歷史（history from below）的研究興趣，
鼓舞歷史學者檢視醫病關係與病人的醫療經驗。雖然
許多這類研究經常疏於考量醫病互動的性別面向，或
只把焦點放在識字階層。然而，婦女在她們接受治療
的時候，往往經驗一種三角關係。親友與家人經常扮
演守門人的角色，某種程度上決定了婦女所能得到的
照護，並影響了許多婦女與治療者的互動。婦女通常
是因為懷孕和生產才會和醫療有規律地接觸，即便她
們的財務狀況限制了其所能接受的治療。

懷孕與生產影響婦女對生病的看法至深。雖然生產的死亡率要比一般認知低很多，近現代歐洲大約百分之一的生產會導致母親死亡；對許多婦女而言，懷孕與生產帶來的是疾病、傷害甚至殘障。十七世紀的牧師羅夫‧約瑟林（Ralph Josselin）的日記清楚勾勒出，生產不只危險，而且他妻子大部分的身體不適都和懷孕與生產有關。大多數婦女會由輕微的併發症復原，或是因為社會經濟或政治的限制使得她們無法養病，只能在日常生活中設法調適生產帶來的疾病。1870年代之後避孕方法的使用增加，有助於減低生育率，但是對二十世紀初期的母親而言，生產所帶來的痛苦仍是難以抹滅的記憶。

由於生產對婦女健康的重要性，以及女性身體常被呈現為生殖的身體，歷史學者常把焦點放在生育的四個主要領域：生產的場景、男醫生和女助產士的專業對立、法律面（墮胎與殺嬰）以及醫療化。藉由擴大探討的範圍，探索從懷孕到生產的女性經驗，揭露出階級以及對女性的醫學建構和社會建構，如何影響健康照護，從而更豐富地理解醫學和生育的關係。

一般常認為1960年代口服避孕藥的發展，改變了性態度，成為性革命的濫觴。醫學提供了婦女控制生育的科技。這種科技決定論的看法忽略了重要的事

實，因為即使十九世紀末之前對性與避孕相對無知，從前的女性仍有辦法控制自己的生育。這通常和醫學沒有太大關係。十六世紀與十七世紀，教會的反對限制了醫生所能提供的避孕資訊，然而，口述傳統和通俗文獻提供豐富的知識來源。禁慾、不插入的性關係、提早抽出以及延長哺乳，都被視為是控制生育的方法，且十八世紀開始出現使用避孕膜的避孕方法。當這些控制家庭人口的方法都失敗時，墮胎提供另一個解決辦法。法院的紀錄顯示，婦女透過服用墮胎劑、把器械伸進子宮、或是以催經為藉口尋求醫療協助進行墮胎。

生育率會隨著國家、地區和階級而不同，例如窮人有更高的生育率；然而1870年代之後，歐洲生育率的整體趨勢是下滑。一般認為，這標示了婚姻關係性質發生劇烈的改變，也是現代社會發展的特徵。歷史人口學者對此提出許多不同的解釋，其中之一是使用避孕方法的增加。雖然醫療人員常常排斥宣導節育，甚至宣稱它是危險的，然而在十九世紀隨著節育逐漸為人所接受，機械性的避孕方法被積極促銷。[5]不過節育有著清晰的階級面向：芬蘭較高的社會階級大

---

5 〔譯注〕相對於避孕藥、殺精劑等「化學式避孕法」，機械式避孕法指的是用保險套這類方式機械性地阻絕精子與卵子的接觸。

多使用機械式的避孕方法；而德國和英國的證據則顯示，貧窮的婦女繼續依賴傳統方法，像是性交中斷、禁慾或墮胎。

　　女性子宮帽或女性保險套等新的阻斷式避孕方法，在1920和1930年代發展出來，節育的相關資訊普及度也有可觀提升。促成這現象的因素包括優生學、自由主義、女性主義和社會主義，以及瑪莉・史托普（Marie Stopes）及其他避孕運動者成功地宣傳節育和提高避孕方法的普及程度。歷史學者認為，以上種種對限制家庭人口數有顯著影響。儘管醫學界仍有所抗拒，但是在兩次世界大戰之間，各階層的婦女都提高對子宮帽這類女性避孕方法的使用；不過，傳統方法也仍持續使用。儘管生育控制診所會提供新避孕方法的諮詢，而醫學界也警告性交中斷會導致精神疾病和不孕症，然而不是所有人都喜歡或信任新的避孕方法。墮胎仍舊是相當普遍的做法。在採取鼓勵生育的國家，像是法西斯主義的義大利或者共和時期的法國，避孕器材的銷售受到限制，民眾只有少數的選擇。

　　戰後對人口膨脹的焦慮，使得生育控制更廣為人所接受，過去對避孕的道德疑慮到了1950年代就已削弱。雖然性交中斷法仍相當受歡迎，但要求墮胎除罪化的壓力日益升高，而英國、法國和義大利則修法

讓婦女可以合法地選擇墮胎。1960年代引進的避孕藥，使得許多女性更願意也更容易進行生育控制，也重新燃起家庭計劃的興趣。儘管在1970年代出現對避孕藥副作用的恐懼，但是在二十世紀結束之前，已有超過七千萬名婦女使用口服避孕藥。

事情的另一面則是助孕醫療。提高生育率是近現代和現代時期的重要關切。通俗的助產手冊以及性諮商的文獻，提供了受孕的實用建議。1920與1930年代醫學界努力發展改善受孕率的技術。賀爾蒙研究帶來對排卵更深入的理解，進而提供婦女認識與管理生殖的新科學技術。1960年代發展出的助孕藥物很快為人所採用。體外受精術（in-vitro fertilization, IVF）則更具爭議性。這個做法起初在1940年代引發強烈憤怒。然而，英國婦產科醫生派翠客‧斯特普托（Patrick Steptoe）和生理學家羅伯‧愛德華茲（Robert Edwards）慢慢發展出一套技術，使用腹腔鏡從卵巢取出卵子、使其受精然後再送回子宮。這個程序在1978年成功造就第一位「試管嬰兒」，引起媒體熱烈報導。新的技術具有相當爭議性：體外受精術帶來困難的道德問題，以及對代理孕母正當性的關切。儘管有這些顧慮並出現一些醜聞，體外受精術仍很快就受到歡迎。

醫療並非一懷孕就停止涉入，等到生產時才又開

始。女性主義歷史學者指出，醫學不只關切治療，更關切行為；近現代時期，懷孕的不確定性引起醫學辯論。婦女和醫生常把懷孕誤以為是腹部絞痛、脹氣，或是危險的經血無法排出；有些婦女則利用這種不確定性以遂行墮胎。因此，大多數醫學文獻都強調辨識懷孕並不容易。十七世紀的討論焦點是胚胎如何形成；另一方面，醫學觀念把畸形兒歸因於性行為過度或不正當性行為，明顯重複宗教的超自然觀點。在日常層面醫學文獻則提供婦女預防流產的建議和促孕的滋補療法。

來自通俗醫學手冊與產科手冊的證據顯示，懷孕在十九世紀進一步醫療化，即使懷孕時期很少做醫療檢查，但對如何辨識懷孕的跡象以及懷孕婦女的適當舉止則有詳細建議。基於傳統養生觀念，告知懷孕婦女應該從事溫和的運動、避免穿太緊的衣服、避免心情激動且應該吃清淡的食物。這樣的養生法強化了女性特質的社會與生物學建構。懷孕時常見的毛病，像是噁心、消化不良與頭痛，醫療人員也提供治療的建議。雖然一般覺得醫療人員不太能控制這些症狀，但還是認為他們能減輕讓許多懷孕婦女不舒服的常見毛病。

直到十九世紀晚期，注意力焦點還是放在懷孕時

造成困擾的症狀或主要的毛病。醫療人員最感困擾的
是流產，以及那些會導致婦女流產的疾病。醫生在著
作中強調，懷孕婦女若有任何毛病一定要看醫師。
因此，生產不是醫師唯一登堂入室的機會。二十世紀
發展出判斷是否懷孕的實驗室測試方法，以及產前診
所的成長，不只讓醫生有辦法檢查出不正常的產科現
象，同時也擴張醫生在懷孕時所扮演的角色。到了
1920年代，前往診所、接受檢查與檢驗成為懷孕的
例行公事。再過十年，英國懷孕的母親可以向醫師申
請補品，並可透過地方的嬰兒福利診所或家庭訪視，
取得定期產前檢查。這樣的趨勢在1945年之後持續
發展。1950年代引進的超音波可詳細監測胎兒是否
畸形，此技術起先引起一些不安，但隨後成為常規做
法。到了二十世紀晚期，一些技術檢測和基因檢測的
引進更擴展了這種監控。

　　歷史學者認為此醫療化的過程在生產時最為明
顯。傳統上認為男性醫療人員在生產時扮演的角色日
益增加，並取代了女性的控制，這代表醫學戰勝迷信
與無知。十八世紀引進的產鉗，廣被視為醫療化的第
一步，接著十九世紀對衛生更加強調，二十世紀則出
現產科手術改良與醫院生產案例的增加。雖然此一線
性敘述隨後受到歷史學者的挑戰，認為醫療化不只剝
奪婦女的行動力，也讓她們在生產時暴露於更大的危

險；然而，所謂十八世紀之前男性很少涉入生產的看法歷久不衰。

　　既有的敘述是：在近現代的歐洲由婦女和產婆主導生育。十六與十七世紀，產婆除了提供私人生產協助之外，也透過地方政府成為都市公共衛生政策的一部分。許多產婆擁有執照而取得相關醫療的主導地位，其中有些像是巴黎的露易絲‧布爾喬雅（Louise Bourgeois）更是技術高超的醫療人員。然而，產婆並沒有壟斷接生。在整個歐洲，產婆都是由男性的行會團體所控制〔參見〈專業化〉〕。接生和婦科的文獻通常是以男醫師與外科醫師為訴求對象，十七世紀男性作家出版一系列書籍，探討生產、剖腹技術、異位懷孕和難產。對女性身體與胎兒的解剖學研究顯示，男性進一步涉入此一領域。出現難產時，會請來外科醫師，不過男性的介入往往不止於此。男性醫療人員被認為是某些產科問題的專家，疑難病例常會求助於男醫師。但我們也不能認定男性醫療人員的作法和女性醫療人員有什麼不同。

　　儘管男性在近現代時期就已經涉入生產，歷史學者仍常認為十八世紀是生產管理出現關鍵改變的時期。包括男助產士（man-midwife）的興起、產鉗使用的增加及慈善生產機構的設立，後者為已婚而名聲良

好的貧窮婦女在懷孕與生產期間提供機構照護。然而，此一演變過程既不單純亦非必然，也不完全是新器械與新醫療方法所帶來的結果。以下幾點因素的結合，包括醫療市場的成長、專業的考量、流行尋求男醫師協助、努力促進人口成長與減少死亡率、專業機構的增加，都促使生產照護的性質發生轉變。雖然產鉗的引進使得困難案例可以得到較為安全的接生，但例如在德國的情況，女性助產士訓練課程的設立顯示，婦女並未被系統性地排除在接生過程之外。同樣地，所謂此一變遷純由男性醫療人員所推動的說法，也經不起檢視。威爾森（Adrian Wilson）對英國生育的社會史研究顯示，婦女對於接生工作的變化扮演積極的促進角色。威爾森的《男性助產士的構成》（*Making of Man-Midwifery,* 1995）指出，識字的與上流層階級的婦女興起了一股新女性文化，創造出對男助產士的需求，因為這批婦女想藉此突顯自身社會地位。

　　這裡無意低估當時出現的改變。對於那些付得起男助產士出診費的婦女而言，聘請男助產士成為一種流行，同一時期也看到產科醫院與孕婦慈善機構的增長，目的是將醫療照護延伸至貧窮的已婚婦女。女性主義歷史學者批評產科醫院基本上是個父權機構，不只扯女性醫療人員後腿，同時把生產的控制權從母親手中轉移到男性醫療人員。然而對個別醫院的研

究，質疑了這樣的看法；這些研究顯示，它們並不是許多人所設想的那種嚴格苛刻的機構。婦產科醫院的成長，並不意味生產馬上遭到醫療化或男性宰制。它們容或創造出一個由官僚控制的環境，服膺中產階級道德標準；然而，裡面大多數的工作仍由女性人員負責。只有難產的時候才會動用到男產科醫師，而且他們的醫療活動並不吻合那種強迫或暴力介入的形象。

圖4.2描繪的是傳統的生育場景。產科醫院的成長與男助產士的出現，並沒有帶來劇烈的改變。傳統作法與生產文化依舊延續。如果男助產士從女助產士手上搶走菁英客戶的話，女助產士仍舊廣泛地為窮人與中間階級執業。直到1850年之前，女性助產士的協助仍是常態，而改革助產的努力是為了管控女助產士，而非取代他們。同樣重要的是，婦女也有其選擇。雖然個人經驗不一，但女性亦歡迎醫療介入。例如，儘管生產時使用氯仿（Chloroform）在1840與1850年代引發醫學與宗教的辯論，但許多婦女其實是歡迎氯仿及後來其他控制生產疼痛的方法。

然而，產科醫院的設立確實創造了生產的新機構空間，並塑造了產科的發展。儘管十九世紀的產科醫院仍和大多數女人的懷孕產子經驗不相干，然而，歐洲的發展趨勢是從家中生產轉移到醫院生產，

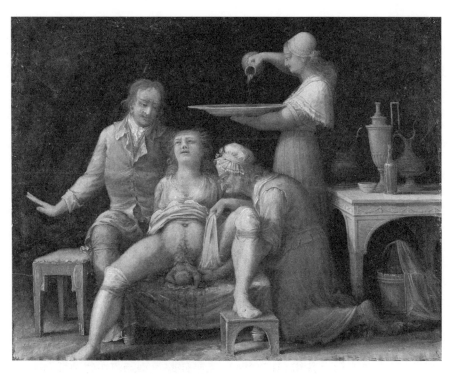

圖 4.2 ──── 1800年，一幕生育場景。
圖像來源：Wellcome Library, London

1930年之後特別是如此。隨著醫學的改進，像是磺胺藥與輸血的引進，加上更好的產前照顧，減少了產褥熱、毒血症以及出血；此一轉變也使得生產變得更為安全。隨著生產被界定為醫療過程並被機構化，懷孕婦女變成病人。即使此一過程曾遭遇到抗拒，懷孕婦女與醫療人員確實改變了他們對於生產地點的預期與習慣。

　　慈善機構和政府對懷孕加強政策介入，也有助於生產的醫療化與機構化。科學母職觀以及醫師和其他醫療人員對於懷孕生殖的權威受到了肯定。歐洲國家更積極地提供懷孕生產的相關服務，滿足保護孕婦的需求〔參見〈健康照護與國家〉〕。從二十世紀初開始，促進生育的關切強烈影響了社會福利，法國第三共和（1870-1940）尤其如此。相關政策包括從對婦女工作與避孕的管控，到投資產前和產後的照護。大蕭條的經濟氣氛，以及透過女性回歸家庭運動來保障男性就業，在1930年代助長了生育運動。這些政策在納粹德國（1933-45）力道特別強；在其他的地方，國家政策希望做到減少嬰兒死亡率、保護國家未來力量與保障母親福祉，因為這時候開始注意到母親的健康密切關係到嬰兒的存活，因此發展出產前與生產的服務。於是，助產步驟標準化與機構化，並受到男性醫療階層的控制。兩次大戰之間義大利

成立的「國家婦幼局」，就是個鮮明的範例。導致的
後果之一是，直到二十世紀晚期之前，助產士處理
生產的專業控制權低落。

　　除了納粹德國在意識形態上注重居家生產之外，
其他國家以更為介入式的與機構化的模型取代自然
產。醫院的產婦病床增加了，為富裕階層服務的產
後休養中心變得很流行。北歐國家很快就採用醫院生
產，其他國家隨後跟進。歐洲還引進新的處置方法和
止痛方法，如用來移除疼痛記憶的無痛分娩法（twilight
sleep）。1935年之後，使用磺胺藥物來治療產褥熱，
使產婦死亡率快速降低；1945年之後，使用藥物和
氧氣來催生以及剖腹生產，帶來更進一步的醫療處置
方法。歐洲各地由於社會經濟狀況和政治因素以及生
產服務的普及性，而有所差異，但到了1970年代，
醫院生產以及使用合乎資格的助產士、衛生訪視員、
家醫科醫師與婦產科醫生，以及他們所提供的意見，
成為常態。

　　機構化的轉向容易被認為是國家或醫生所推動
的現象。事實上，隨著十九世紀晚期的「婦女問題」
（women's question）挑戰既有的社會與政治制度，婦女
在婦幼福利上的著力最深。雖然女性主義者批評婦女
運動者太過狹隘，把焦點放在懷孕生產，然而，這種

評價低估了上述議題的重要性，包括它們如何為社會
政策及婦女在其中扮演的角色鋪路，也低估因此受益
的婦女人數。許多婦女歡迎新的產婦服務。不論婦女
或醫師都認為生產是件危險的事。婦女在懷孕與產後
都擔憂寶寶的健康，因此她們尋求醫療人員的幫助，
並歡迎對生產的醫療處置，尤其她們開始認為醫院生
產安全且能夠減少疼痛。這並不意味著醫院的照顧標
準或衛生都很好，事實上它們常常不太好，但婦女仍
舊使用這些新的生產服務並由此獲益。這些好處來自
於更好的產科照護標準，以及較少的產前和產後併發
症。1950年代之後，婦女的知識水準和期望都提高
了，她們施壓，希望能推廣這些服務。

然而，對社會福利的性別解釋經常忽略階級。中
產階級母親與女性健康照護提供者，和醫療人員與國
家官員通力合作，推動生產的醫療化與機構化，不過
她們這樣做的同時，也捲入發展對其他婦女生活造成
限制的政策。例如在1914年之前，法國的女性運動
成功利用促進生育的關切與民族主義，施壓要求國家
保護母親。然而1918年之後，同樣的觀念被用來將
女人趕出勞動市場。貧窮婦女要取得訓練有素的助產
士與機構之服務，仍舊相當困難。造成此種限制的原
因包括：國家社會福利的財政狀況與普及程度、家戶
所得以及慈善服務的地理分佈和性質；後者通常集中

於都會區。

　　如果我們檢視孕婦從受孕、懷孕直到生產的照護
經驗，就可看出十六世紀到二十世紀的醫療化過程。
男性醫療人員經常對生育控制保持沉默，不過就孕婦
照護與生產而言，從近現代到現在他們都提供了建議
與協助。由此可見，這個轉變與其說是從女性文化轉
變為男性醫療介入，或是在十八世紀突然發生轉變，
毋寧說是漸進的改變與進一步的機構化，在這過程
中，女性具有能動性且經常是自願的夥伴。儘管階級
經常是個重要因素，但以上敘述指出，二十世紀對醫
學與母職的批判，不該扭曲我們對懷孕生產照護的歷
史看法。

進階讀物

❖ 關於性別最好的閱讀起點是 Merry Wiesner-Hanks, *Gender in History* (Malden, MA: Blackwell, 2001)

以及 Laura Lee Downs, *Writing Gender History* (London: Hodder Arnold, 2004)。

❖ 雖然大多數關於婦女與醫療的作品集中探討現代時期,但 Mary Fissell, 'Introduction: Women, Health and Healing in Early Modern Europe', *Bulletin of the History of Medicine* 82 (2008), pp. 1-17 提出一個近現代時期的概觀;

Monica Green, 'Gendering the History of Women's Health-care', *Gender and History* 20 (2008), pp. 487-518 則挑戰婦女與醫療的傳統敘述。

Thomas Laqueur, *Making Sex: Body and Gender from the Greeks to Freud* (Cambridge, MA: Harvard University Press, 1991) 對性知識與性別知識的轉變提出刺激性的評估;

Mary Fissell, 'Gender and Generation: Representing Reproduction in Early Modern England', *Gender and History* 7 (1995), pp. 433-56,以及她的 *Vernacular Bodies: The Politics of Reproduction in Early Modern England* (Oxford: Oxford University Press, 2004) 提出較長時程的變遷紀年;

Londa Schiebinger (ed.), *Feminism and the Body* (Oxford: Oxford University Press, 2000) 收錄了探討女體認知的經典論文。

Barbara Duden, *The Woman Beneath the Skin: A Doctor's Patients in Eighteenth Century Germany* (Cambridge, MA: Harvard University Press, 1991),是最早研究女病人如何理解健康與疾病的著作之一;

Nancy Theriot, 'Negotiating Illness: Doctors, Patients, and Families in the Nineteenth Century', *Journal of the History of*

Behavioural Sciences 37 (2001), pp. 349-68 強調女性的行動如
何形塑醫學觀點。

❖ 關於性象史 Robert Nye, *Sexuality* (Oxford: Oxford University
Press, 1999) 是廣泛而思慮深刻的導論；

　　Timothy Gilfoyle, 'Prostitutes in History', *American Histori-
cal Review* 104 (1999), pp. 117-41 是賣淫及其管制的優秀史
學回顧。

❖ 關於生育控制的文獻，最好的起點仍是 Angus McLaren, *A
History of Contraception* (Oxford: Blackwell, 1990)。

❖ 關於二十世紀，Kate Fisher, *Birth Control, Sex and Marriage in
Britain, 1918-1960* (Oxford: Oxford University Press, 2006) 是
對生育控制所扮演角色的生動評估。

　　Lara Marks, *Sexual Chemistry* (New Haven and London: Yale
University Press, 2001) 勾勒出避孕藥的歷史。

❖ 對於懷孕和生產有許多很好的研究，讀者應該閱讀 Jacques
Gelis, *History of Childbirth: Fertility, Pregnancy and Birth in Early
Modern Europe* (London: Polity, 1991)

　　以及 Adrian Wilson, *The Making of Man-Midwifery: Childbirth
in England, 1660-1770* (Cambridge, MA: Harvard University
Press, 1995)；

　　Ann Oakley, *The Captured Womb: History of the Medical Care of
Pregnant Women* (Oxford: Blackwell, 1986) 則提出女性主義的
解讀。

❖ 比較性的研究可參考 Irvine Loudon, *Death in Childbirth: An
International Study of Maternal Care and Maternal Mortality, 1800-
1950* (Oxford: Clarendon Press, 1980)。

CHAPTER 5
自助醫療與醫療市場

MEDICAL
SELF-HELP and
the MARKET
for MEDICINE

病人在面對疾病時從來就不是被動的。在近現代
歐洲，許多人會先行自我診斷，或是請家人或
社區成員診斷。病人及其家屬，特別是女性家族成
員，會評估病情有多嚴重以及照護要花費多少金錢、
時間與帶來多少不便，然後從各種醫療方式中尋求協
助。近現代歐洲有多元的醫療文化，病人及家屬並非
被動地受制於醫者。就選擇治療方法與諮商醫療人員
而言，他們是具有獨立判斷與選擇的歷史行動者。許
多人會先使用家中或商業的療法，如果病情沒有改
善，才會從許多不同類型的醫療執業者當中進行選擇
加以諮商，或者他們會混合不同類型的照護方式〔參
見〈專業化〉〕。

　　歷史學者使用醫療市場這個概念工具，來勾勒這
些選擇。哈洛德・庫克（Harold Cook）在《斯圖亞特時
期倫敦舊醫療體制的沒落》（*The Decline of thr Old Medical
Regime in Stuart London*, 1986）一書中首先提出此一概念。
醫療市場的概念受到1980年代自由市場意識型態的
影響，對病人與治療者之間的市場關係提出一套模
型，用於理解醫療服務供需之間複雜微妙的互動。此
一模型主要應用在近現代醫療，它鼓勵歷史學者將
病人設想為主動的行動者，而將（不論正規或非正規

的）醫療人員視為企業家，檢視社會與商業因素如何
影響醫療知識。把焦點放在醫療市場，常會忽略文化
因素，分析時會偏重競爭而忽略合作；然而，此一模
型確實有助歷史學者了解病人如何尋求照護與進行協
商。醫療市場在十八與十九世紀變得日益複雜，使得
病人與家屬在家庭內外都能取得越發多樣的醫療照
護。從這些史學潮流所湧現的，是一套關於醫病互動
的市場模型，行動者和選擇的問題是醫療結構的形
成、病人如何選擇執業者，以及如何使用民間醫療和
自我治療等議題的核心。正如安德魯・威爾（Andrew
Wear）在《社會中的醫療》（*Medicine in Society,* 1992）一書
所說，結果呈現出一個更為豐富的醫療世界。

　　本章檢視「選擇」的概念。與其把焦點放在市場
中各式各樣的治療者，本章採取一個以病人和家庭為
中心的視野，把焦點放在個人與家庭。本章並以民間
醫療（popular medicine，其定義是一般人的醫療）與自
我治療（self-medication），以及走方醫（quacks）與獨家
祕方的角色為出發點，檢視醫療多元主義，進而探討
醫療市場的性質；它也討論醫療的社會經濟景觀如何
有助於理解宗教、生活習慣與政治抗議等社會議題。
本章所探討的關鍵課題包括民間醫療與學院醫學的界
線，透過檢視病人所擁有的治療機會，包括民間醫療
到成藥等，進而探討病人如何回應疾病，以及這種情

況如何使得病人能夠成為自己的治療者。

✦ 民間醫療與自助醫療 ✦

在一個疾病無所不在的時代，近現代時期的男女
設法保養自己的身體，甚至透過聞身上的味道來監
控自己的健康〔參見〈疾病〉〕。面對無法逃避的疾病現
實，大多數人對醫療都相當有興趣。大學教育的醫師
要到十九世紀晚期才有辦法宣稱在治療上取得了少許
成功，大多數城鎮的正規醫療人員數量不足以因應醫
療需求，因此許多人採用多樣的醫療措施，訴諸自助
醫療與家中即可得的治療資源，或是其求助所謂的民
間醫療。

民間醫療、鄉民醫療（vernacular medicine）以及民
俗醫療（folk medicine）這幾個名詞通常可以通用，用
來形容近現代時期自助醫療的做法。民間醫療和婦女
及家庭領域有密切關係，經常被貶低為正統醫學之外
的醫療，或是不科學的民間信仰。然而，隨著學者拒
絕過往的醫學進步史觀，他們的研究顯示，民間醫療
包含了相互重疊的多種醫療體系，形成一種共同的心
態，創造出個人、集體、地方與區域的實作。歷史學
者對於學院醫學與其他形式的俗民醫療或另類醫療如
何互動感到興趣之後，就開始懷疑學院醫學與民間醫

學的嚴格區分能否成立。

　　從十六世紀到十八世紀，人們清楚明白，照顧自
己與親人的健康是無庸置疑的責任，基督教傳統與醫
師都鞏固這種信念〔參見〈宗教〉〕。這個責任在家庭中
通常是由婦女承擔，並期許她們具備一定程度調配處
方的技能。歷史學者常認為，對正規醫學的懷疑與失
望，是自助醫療流傳久遠的原因；然而，自助醫療不
全然是缺乏信任或疾病宿命觀的表現；它反映了健康
與責任的社會觀、文化觀以及經濟現實，因為自助醫
療要比向醫師求診便宜許多。此外，它也反映正規醫
療人員不足的狀況。利用在地資源自給自足，是當時
普遍的現實需要；民間醫療正符合此需要。民間醫療
立基於家庭且簡單易行，是近現代歐洲最普遍的醫療
照護形式。

　　民間醫療並非鐵板一塊。它環繞著口語文化與印
刷文化以及家庭與社區網絡而形成，正如英國歷史
學者洛伊・波特（Roy Porter）在《病人與醫者》（*Patients
and Practitioners, 1985*）一書所指出，民間醫療對應著各
式各樣的社會經濟狀況、識字程度、階級與社區的認
知，乃至於個人的處境；它受到宗教信仰、性別與地
理的形塑。這樣的地方面向造就民間醫療的形貌、意
義與應用範圍；物質、社會與文化的環境形塑了它，

而它也在此環境中受到使用。在這樣的架構下，與其認為有個鐵板一塊的民間醫療，毋寧說存在著各式各樣的民間醫療，以及醫療多元主義。這種狀況延續到十八世紀，直到醫學文本與商業處方的大量增加，創造出更為全國性的模式。

在一個人人必須為維護自身健康負責的時代，某種程度的醫療知識是不可或缺的，但若近現代歐洲的民間醫療是兼容折衷的，那它和正規醫療並未完全隔離。歷史學者已經指出，菁英文化和民俗文化有所關聯而彼此互動。這同樣適用於醫學，愛德華‧簡納（Edward Jenner）接種牛痘來預防天花的研究，就是鮮明的例子；擠牛奶的女工在感染牛痘之後就很少罹患天花，這樣的地方知識是他的靈感來源。儘管民間醫學衍生自學院醫學，重點並不在於學院和民間的觀念有所交集，也不在於真正的知識對立於其敗壞的版本，而是關於疾病與健康的醫學知識與民間知識，分享了對於身體與不適（illness）的共同觀念。

正規醫療人員宣稱他們擁有更高的知識與專業能力，然而，醫病互動有其共通基礎。一般人常以家務的類比來理解身體，直到十八世紀晚期，他們和飽學的醫師都訴諸體液理論，都理解治療的目標是維護或復原平衡〔參見〈疾病〉〕。近現代醫學的另一支柱是交

感（sympathy）的觀念，人們因此認為他們可以透過將疾病轉移到其他物體或植物，來治療自己。在醫療人員與常民共享的這個框架下，兩者都用類似的方法來面對特定的不適，而且都認為魔法對疾病有強大的影響力〔參見〈宗教〉〕。到了十七世紀，即使認為魔法能夠引起疾病或加以治療的想法逐漸失去基礎，研究當時的家用治療書籍，會發現十六到十八世紀之間民間醫療使用的許多成分，和醫師推薦與藥師販售的處方非常相似。不論民間醫療或是醫師的處方，都經常使用黃花九輪草藥酒（Cowslip wine）來治療兒童麻疹，用大黃來通便，也常使用蚱蜢與燕子等動物製成的藥物。兩者對於食物、生活起居，以及自我節制，在疾病預防與治療所發揮的作用，看法相近；不過大多數的民間處方更強調使用瀉藥與舒緩症狀。對於這些處方的使用，正規醫療人員與常民可能會提出不一樣的解釋，然而其相似性是當時醫療的重要特徵。常民和醫療人員交流觀念與資訊，而有共同的醫療文化。

雖然民間醫療和正規醫療人員所開立的醫療處置，有許多共同的特徵，但前者具有高度彈性，且為歷史與文化所決定。病人和家屬發展出冗雜而形式多樣的自助醫療，其影響因素包括範圍廣泛的知識來源、觀念與傳統，自然藥材與商業處方的價格與取得難易。民間醫療會配合地方情境或信仰，並透過口述

傳統、家庭配方與記事本來傳遞，稍後則透過民間醫
療文本與曆書。這些文本擁有廣大的讀者，具有參考
書與實用手冊的功能，提供常民豐富的醫學知識。

自助醫療涵蓋了疾病處理和對健康的積極追求。
食物、飲料以及生活習慣（包括運動）都很重要。草
藥、花與根、礦物與動物成分，這些容易種植、收集
與使用的成分，構成十六世紀與十七世紀大部分的療
法。某些特定植物或成分，有特殊的療效，例如用大
黃來治療便秘、用鵝油來治療風寒、檞寄生（mistleoe）
則有助於治療腫瘤。某些物品或吉祥飾品利用魔法或
迷信，而具有治療的力量。人們配戴含有珠寶、骨頭
或珊瑚的幸運符，來保護嬰兒或治療腎臟疾病；鯊魚
骨頭的化石（被認為是毒蛇的舌頭變成的石頭），則
被當作毒藥的解藥。這些傳統處方有時還搭配其它的
自助道德療法，像是草藥、素食或戒酒等，這些做法
在十九世紀變得很時髦；他們又擷取一些淵遠流長的
觀念，如養生、飲食與生活習慣對健康的重要。

一般人容易認為，自助醫療的使用者僅限於沒有
受教育的人；然而，認為只有下階層才需要自己處理
日常病痛之看法，是經不起檢視的。民間醫療是人人
的醫學，雖然菁英階層似乎更偏好含有番紅花或珍珠
等奢侈成分、更具異國色彩的配方。大多數家庭都對

醫療事務有相當的知識，不論收入高低，所有群體都
積極保護管理其健康〔參見〈疾病〉〕。城鄉之間的做法
也沒有嚴格差別。曆書和其他詳細描述家庭配方或草
藥配方的文本都很普遍。它們預設讀者都有基本的醫
療與植物學知識，診斷與治療建議都能夠在家裡自行
調配或由藥師調製。家用與醫用的草藥容易種植採
集，而且除了最偏遠的地方之外，各地都有藥師開業，
草藥可輕易向藥師購得。1700年之後，使用商業販售
的成分與配方變得更為常見，病人則花更多的錢購買
獨家藥方。到了十八世紀，一般人對於使用獨家藥方，
和使用傳統草藥配方與調整生活習慣一樣自在。

　　自我管理和自我醫療是對微恙的慣常反應，遇上
疾病、意外與緊急狀況也常是如此。人們對這些方
法表現出相當的信心，因為他們似乎有效；有效的
原因可能是拜自然痊癒和得益於某些成分的藥性而來
的幸運巧合，不過還有其他因素在內。自助醫療讓病
人、家屬和社區有辦法主動採取治療行動，並且根據
他們對疾病的認知，採用相應的治療方法。如果有些
人是情勢所逼不得如此，也有其他人的動機是虛榮心
和想要節省資源。在十九世紀晚期之前，由於醫療工
作者在治療上的成效有限，自我醫療不見得會比其他
的選擇來得更差。有許多人定時嘔吐和服用瀉藥以排
除過多的體液，也結合不同醫療體系使用各式療法。

家庭、朋友彼此交換意見、處方和治療方法，通常這
又反映了家庭與地方之資訊、權力與權威的網絡。許
多家庭都備有催吐劑、瀉藥以及止痛藥（像是暢銷的
「詹姆士大夫藥粉」〔Dr. James's Powder〕）。鴉片普遍容
易取得，因此止痛方法不難得到，而十八世紀獨家藥
方的市場成長，提供了更多自我醫療的機會。威廉·
布強（William Buchan）的《家用醫學》（*Domestic Medicine*）
在1769年出版，告訴讀者要避免自己施行某些外科
手術；這不只顯示一般人懂得包紮傷口，甚至會接
骨，有些人還會嘗試更大膽的手術。

　　大多數人認為自我治療和尋求醫療人員的照護，
兩者彼此互補，醫師也知道這樣的狀況而有因應之
道。他們採用和病人共通的觀念與語言。十七、十八
世紀醫療手冊刊行數量大增，十八世紀的文章反映了
傳播有用知識與致力改革民眾習慣的啟蒙信念。它們
對社會各階層的醫學信念與實作都有重要影響。這類
文本可分為兩個主要範疇：以受過教育的讀者為對象
的養生（regimen）書籍，以及非常強調自助的實用建
議手冊。法國出版許多保健小辭典，而英國革命時
期（1640-60）與書籍出版審查制度放鬆，使得大量以
英文寫作的出版品得以出現。家用醫學著作也快速增
加，像是山謬爾·提索（Samuel Tissot）的《民眾保健
指南》（*Avis au Peuple sur la Sante, 1761*），或是克里斯多福·

胡佛蘭（Christoph Hufeland）的《延壽藝術》(*Die Kunst das menschlichen Lebens zu verlängern*, 1797-98)，都大受歡迎。這些文本所提供的生活保健指引，包括藥物處方和各種常見病痛的治療方法。在提供這類資訊的同時，它們也達成一個有點自我矛盾的目的：它們自認擁有醫療權威，要保護公眾免於無照醫療人員的傷害，同時讓每個人都能獲得醫學知識。然而，這些著作不是資訊的唯一來源。報紙報導各式各樣的醫學與科學課程、療法與醫療新發現。即使這些文本沒有完全取代口述傳統，它們也有助於醫療知識的普及化，並鼓勵自我醫療。

彼得・伯克（Peter Burke）在其開創性的著作《近現代歐洲的民間文化》(*Popular Culture in Early Modern Europe*, 1978)宣稱，到了1800年歐洲菁英就放棄了民間文化，使之專屬於下層民眾。魔法療法到了十八世紀確實支持度下降，而十九世紀出現越來越多對「謬誤民俗」的攻擊，民間醫療被等同於迷信與無知。在受教育者與窮人的醫療信念之間，以及在專業醫療與民間醫療之間，出現了壁壘分明的分化與緊張關係；而政府對醫療保健的介入，改變了醫療市場的結構。

然而，從十九世紀的書信與日記得來的證據，並不支持所謂菁英醫療觀念在十八世紀取代了民俗做法

的看法。正規與非正規的醫療在這段期間確實發生衝突，然而傳統做法有其功能，信仰有助於了解日常生活病痛，因此在這個熱病、兒童疾病、意外與小毛病極為普遍的時代，它們仍舊蓬勃發展。不只鄉下的窮人抱著傳統療法與信念不放，由於向醫療人員求診所費不貲，因此自助醫療在許多勞動男女的生活中仍有一席之地。民間醫療的觀念被醫學邊緣派所吸收。骨相學（phrenology）或是梅斯美術（mesmerism）這類的運動，不只提出理解自然世界與心靈的方法，同時也讓人們有機會自我實驗，並在醫療上自己作主。但常民對於健康與疾病的處理方式，不僅止於擁抱另類醫療，還包括集體策略。醫院的興建〔參見〈醫院〉〕、公共衛生〔參見〈公共衛生〉〕以及濟貧〔參見〈健康照護與國家〉〕，都是民眾推動的。這些集體策略是民眾另一種回應醫療需求的方式，不只超越個人與家庭的層次，也正當化醫療專業的權威。

就個人與地方層次而言，在整個十九世紀，中間階層與貧窮的家庭都求助於非正規的治療方法，尤其是在罹患輕微或不會惡化的病痛時。例如在1870年代的德國，阿德菲德・帕普（Adelheid Popp）的兄弟罹患開放性膿瘍時，帕普提到：「家中所有藥品不管好壞都用上之後，我的母親跑去城裡找一位老婦人，向

她購買據說具有神效的藥膏。」[1] 在許多鄉下地區，勞動的窮人仍舊保有地方信仰、迷信、知識與療法，這有助於他們了解這個世界。傳統療法與做法在城鎮中仍舊興旺。信念與做法有其延續性，但並非一成不變，而是會適應新的環境。像是病菌理論這類醫學新觀念，被整合到疾病及其預防的民間知識中〔參見〈疾病〉〕。在新的商業療法出現之後，某些習俗與療法遭到放棄；有些則被重新包裝，例如各種形式的鴉片藥方。可支配收入增加與獨家藥方的成長，是消費革命的一部分，這使得種類空前繁多的量產成藥充斥市場，創造出許多自助醫療的機會。在需求下，藥房數量增加，提供許多居家使用的藥方。治療消化不良的藥方和咳嗽糖漿等成藥，可舒緩症狀；殺菌肥皂則讓婦女創造出遠離病菌的住家。醫療人員回應民眾對醫學建議的需求，並且熱烈參與當時關於飲食與生活習慣的辯論，出版許多指南書籍。地方上的民間醫療文化輕易就和醫師提供的醫療融合在一起。

病人繼續擁抱自助醫療，其理由和過去有許多相同之處，包括價錢、病情的嚴重程度、能夠自我掌控治療的方式，或根本就是絕望掙扎；這些自助的做法

1　Ute Frevert, 'Professional Medicine and the Working Classes in Imperial Germany', *Journal of Contemporary History* 20 (1980), p.650.

成為地方文化與家庭傳統的一部分。地方報紙、書信
與日記的證據顯示，民眾對於正規醫療仍不信任。疾
病與傳染病的高能見度以及報紙的誇張報導，嚇得病
人繼續從事各種形式的自我醫療。歷史學者相當熱衷
強調，病人的主動性與選擇如何形構醫療多元主義，
但我們也不該忽略社會經濟與其他的限制，包括尋求
有照醫療人員協助的難易程度，以及民眾普遍健康不
良的狀況，經常導致必須採用某種的自我醫療。即便
過度強調對正規醫療的敵意是不智的，但十九世紀確
實存在一股強調自助的強大意識形態，再加上正規醫
療人員的收費高昂，都鼓勵病人自己動手治療。正如
喬治・史都特（George Sturt）在《六〇年代的小男孩》（*A
Small Boy in the Sixties*, 1977）這本書中所回憶，人們之所
以冒險，是因為看醫生太花錢。

如果認為二十世紀面對生物醫學的力量，自助醫
療和醫療多元主義就此消失，那亦非明智看法。由於
成藥的成長，以及繼續相信定期服用某些藥物或維他
命加上飲食運動就可以帶來健康，使得許多人負起維
護自身健康的責任並起而行之。即便國家福利的擴張
讓更多人定期看醫師，自行服藥者仍為數眾多。個人
和家庭有其策略，包括混合使用自家藥方和成藥。在
家裡自行調藥或是購買藥材，在1930年代仍舊十分
普遍；英國在1939年一年，估計就花了兩千兩百萬

英鎊在品牌成藥。英國戰時的調查顯示,大多數人使用各種藥物,包括阿斯匹靈與頭痛藥粉,以及通便藥與鎮定劑。此外病人也會平衡考量病情的嚴重程度、治療的費用、個人對醫療人員的看法,以及醫療人員對於特定病痛的態度,而繼續自行處理某些病痛。拜報紙發行量擴張與自助書籍流行之助,另類醫療體系和民間醫療似乎生命力驚人地強韌。民俗療法與成藥採取新的商業形式來自我合理化,或者結合天體主義(nudism)或素食等民粹健康運動。

戰後歐洲國家醫療服務的鞏固,並沒有使得病人會因為任何疾病就跑去找他們的醫生或高科技醫院。傳統做法和民間信仰,像是感冒要多吃東西、發燒要禁食等,仍舊是民眾的民間醫療知識來源。自我診斷與自我治療仍有空間,特別是那些不太嚴重的病痛:像是頭痛、噁心、花粉熱與感冒(這只是眾多例子中的少數)。成藥、維他命以及從石膏到血壓計等各種醫療產品的公開販售,使得自我醫療成為一種購物現象,也提供消費者許多自我治療的機會。自1960年代起,對醫療處置、藥物及其副作用乃至個別醫療人員,懷疑日漸增加,不只助長了對醫學的不信任,也使得民眾希望可以掌控自身的醫療。對某些人來講,這意味著擁抱商業管道的另類醫療,特別是順勢療法;對其他人而言,運動或時髦的保健作法,成為通

往健康的終南捷徑。網際網路在二十一世紀頭十年的
增長，使得健康指南可以輕易地免費取得，而藥物的
銷售在網購蓬勃發展。當網友在線上選購療法，或在
不同醫療系統與治療方式做選擇時，他們的關切與態
度與近現代的前輩其實很相似。

　　雖然另類醫療與傳統草藥療法越來越受到歡迎，
民間醫療的角色與有效性還是經常遭到鄙視。歷史學
者（甚至現代醫療研究者）日益警覺到，輕易對過去
的醫療下判斷，或斥家用療法為過時或錯誤，是很危
險的。正如前面的解釋所指出，這樣做預設了和正規
醫學的二元對立，忽略了民間醫療與學院醫學有所重
疊。這點在十九與二十世紀依然昭著。例如在罹患流
行性感冒時，醫學界和一般人都強調要休息、保持良
好營養與緩解症狀。鴉片是種對許多病痛都有效果的
民俗療法，但醫師也經常開立這樣的處方。民間醫療
也不是一成不變的，民間知識經常吸收醫學新知。例
如病菌的概念就被整合到民眾對疾病的認知。而正如
南茜・湯姆斯（Nancy Tomes）在《病菌福音》（*The Gospel
of Germs*, 1998）所指出，衛生觀念的推銷改變了日常生
活的每個層面。認為民間醫療是落伍的想法，會讓
我們看不到它讓民眾得以理解疾病、提供緩解，乃至
在社會經濟與政治上的功用。尋求民間醫療可能是一
種選擇與策略，它反映的是醫療照護的親民程度與價

格；或者它具體呈現了關於健康與疾病的民間概念、自然主義（naturalism）或整體論（holism）的廣泛社會關懷。與其鄙視民間醫療，我們應該把它視為近現代與現代歐洲，個人處理疾病與健康不可或缺的手段。

✦郎中、走方醫與商業醫療：✦
1500年至1800年

民間醫療無所不在，而走方醫與商業醫藥的成長，代表著自我醫療的動力以及醫療市場的成長。關於商業醫藥的討論，常把重點放在經濟面以及十八世紀消費經濟的誕生。波特的《販賣健康》（*Health for Sale*, 1989）是關於此一主題最重要也最吸引人的綜覽。波特認為市場是現代性的推動力，而走方醫則是醫療的資本主義生產模式。在波特的研究出現之前，歷史學者不假思索地鄙視走方醫，這樣的觀點對走方醫的事業、病人，以及出售其療法的醫療環境都不公允。十八世紀晚期以來，正規醫療人員對走方醫日益猛烈的抨擊，產生一幅偏頗的圖像，這些攻擊透露的是正規醫療人員的不安，而非走方醫的性質〔參見〈專業化〉〕；然而，走方醫的定義確實問題重重的。這個字源自英文「quacksalver」的縮寫，很可能來自於十六世紀，用來描述一些治療者和萬靈丹推銷者。正規醫療人員用走方醫這個謾罵的標籤，來攻擊特定的治療

者、療法與新成立的專科領域，藉此來譴責那些和他們競爭的醫療形式。正規與非正規醫療人員的區分也不是那麼直接了當。走方醫藉由醫師的頭銜來取得地位名聲，他們來自不同背景；正規的外科醫師、醫師和藥師都有人販售廉價處方和療法，他們當中也有許多人為專利藥物背書。理解走方醫的方法之一，是把這些商業療法的販售者當作發展醫療商業面的企業家。

十六與十七世紀的城鎮擴張與貿易成長，帶給病人求助各種醫療人員與購買療法的新機會。選擇與多元主義是醫療市場的核心，遊走或定居城鎮的各種郎中（charlatans），在全歐洲販賣治療常見病痛的簡單藥方。在鄉下或人口稀少的地區，走方醫和他們的療法構成了醫療照護不可或缺的一部分，這反映了經濟狀況、自助醫療與選擇的觀念。這些治療者結合身體照護和民間文化知識。他們販售吻合民間疾病觀念的處方，且善於利用對體制醫療日漸增加的不滿。走方醫將劇場與醫療推銷結合，在各處都深受群眾歡迎。

十七世紀隨著走方醫和成藥的蓬勃發展，提供的療法數量增加。有些療法變成家喻戶曉的品牌，像是「達菲的萬靈藥」（Daffy's Elixir）首度出現於1660年，直到1920年代還有廣告銷售；而且還有好幾個品牌相互競爭。性病強大的汙名使得病人必須保持隱私，

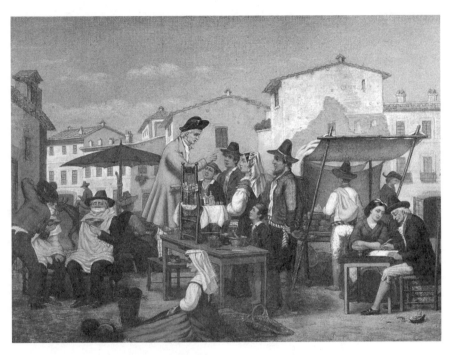

圖 5.1 ———在義大利的市集廣場中，
一名走方醫和一名理髮師正在招攬生意。
圖像來源：Wellcome Library, London

這讓性病療法成為豐饒的市場。隨著健康與治療日益等同於吃藥，而中間階層開始尋找家庭藥方之外能用錢購得的藥方，商業療法蓬勃發展。出版品與報紙市場的擴張以及郵政系統的成長，使得全國範圍的醫藥銷售變得可行，而且可以委託客棧老闆、書商與攤販等第三方來進行銷售。與此現象同時出現的是廉價消費品與非民生必需品或奢侈品的生產擴張。法律對醫療的規範力量很低（英國特別如此），而醫療又受到需求與選擇的推動，商業醫藥因而能夠蓬勃發展。

正如洛伊·波特在《販賣健康》一書雄辯地指出，十八世紀是商業醫藥與走方醫的黃金時代。若說在全國性層次上，國家的管制體系與經濟決定了此一市場的性質，那麼商業藥物與成藥就成為醫療市場擴張的標準特色，它取代了家庭藥方並挑戰正規醫療人員。這樣的看法經常見諸史學文獻。歷史學者指出，十八世紀的大眾對各種醫療來者不拒，隨著需求成長，治療者的種類與數量也戲劇性增加。因此走方醫既反映也推動了從家庭療法到商業醫藥的轉變，並且強化健康是種商品的觀念。商業醫藥滿足病人的需求，吸引醫療企業家，在一個原本就相當多元的醫療市場，它擴展了尋求醫療或紓解病情的機會。

此一分析優點甚多。商業與非商業醫藥的界線在

十八世紀日益模糊，在國家與專業控制相當薄弱的時代，走方醫獲益於醫療市場的成長。這個現象和工業化與都市化有關，波特指出，走方醫興盛的英格蘭尤其如此。雖然此一說法沒有完整考慮到十八世紀並非社會所有部門都參與消費榮景，但它有其吸引力。新的標準化方法與工業生產有助於製造商業療法。人口快速成長創造出新的大眾市場，城鎮的數量與規模戲劇性增加，使得商品與服務的販售變得更為容易，而出現批發與零售的新管道來滿足需求，例如，藥商的數量戲劇性地增加。商業的創新、傳播的改良、識字程度的提高以及地方出版社的成長，都是塑造全國市場的關鍵因素。出版品的成長造就了柯林‧瓊斯（Colin Jones）所謂「購物的巨鍊」（Great Chain of Buying）（以及銷售的巨鍊），其基礎是小廣告，使得推銷產品和創造品牌的需求都變得更加地容易。[2] 更好的郵政網絡使得全國性的貨物銷售變得更加簡單直接。這些因素加起來，鼓舞了跨越地域、階級、職業與性別的消費慾望。

消費社會的擴張，創造出促進醫療商業面的理想環境。而醫療也變成這個消費新世界的關鍵成份。強

2　Colin Jones, 'The Great Chain of Buying: Medical Advertisement, the Bourgeois Public Sphere, and the Origins of the French Revolution', *American Historical Review* 101 (1996), p.25.

調個人與家庭健康的維護，根深蒂固的自助醫療習慣，為豐富多樣的醫療商品銷售提供了理由與語言。隨著可支配收入的提高，用在健康上的開銷也水漲船高。這凸顯出對醫療服務的強勁需求。在這個日益成長的市場，醫療的多樣性與獨特性是明顯的優點。對許多醫療人員而言，獲取金錢與名聲的機會，端賴有效利用這個市場。

商業醫藥的價格其實相當高，對於窮人而言尤其如此。因此還有其他因素，才能解釋為何十八世紀的商業醫藥會出現如此驚人的成長。學者引用尼爾‧麥坎瑞克（Neil McKendrick）關於英格蘭十八世紀消費革命的觀點[3]，認為開始崇尚感性與社會上行下效，是關鍵因素；中間階層變得更有自信，而追求仿傚上流階層。然而，期許與仿傚是有待深究而難以細究的觀念，特別是購買商業醫藥的人可能賦予他們不同的意義。對波特而言，還有其他因素造成慮病（hypochondria）[4]文化的成長，商業醫藥的價值正在於讓病人與家屬安心，以及讓他們得到對自身病痛的某種控制──這樣的論點也反映當時的關切。波特進一步論說：醫療市場的成長使得病人和醫療人員的接觸

3　Neil McKendrick, *The Birth of Consumer Society* (Bloomington, IN.: Indiana University Press, 1982).

4　〔譯注〕慮病的患者不斷懷疑自己罹患疾病，為此憂心忡忡。

增加，進而鼓勵對健康的關切，並且出現了一種新的趨勢：報紙廣告與商店出售日益多樣的醫藥，病人則會加以嘗試。另一個因素則是，對正規醫療的懷疑和對醫師的不信任。治療的複雜性是十八世紀的特色，不同醫療體系彼此競爭，大多數的醫療人員則採用折衷做法，這帶給走方醫提出自我主張的空間。

　　十八世紀的走方醫範圍很廣，從偶爾兼差的治療者、走方販子到大規模的資本家。大多數走方醫是小規模的企業家，而不是貧窮的土包子或邊緣人。他們有些人可能缺乏醫學訓練，但有些則受過正規醫療教育，甚至可能是醫師或外科醫師。其中少數人大量販售他們的醫藥，並取得可觀的財富。就像他們的前輩一樣，他們販賣各種藥丸、藥粉、口服錠、藥水、甘露、膏藥、軟膏、擦劑與藥油。有些藥物有專利，使得生產者具有壟斷權，但大多數都只是獨家秘方。此外還有大量的醫療器材，包括假牙、眼鏡和各式各樣的紗布。有些走方醫提供特效藥，有些則販賣萬靈丹。生產者自吹自擂：咳嗽藥物也可治療頭痛，舒緩神經的藥物則可減輕痛風。許多商業醫藥具有亂槍打鳥的性質，當時的人也很清楚某些醫藥所宣稱的療效幾乎跟奇蹟一般。

　　儘管如此多樣，十八世紀的走方醫有幾個共同

點。走方醫反映了消費者的選擇和醫療照護的經濟：
走方醫的藥方比正規醫療人員的處方來得便宜，而且
透過報紙廣告、雜貨店與藥房，使得他們的醫藥在全
國都可買得到。它們既方便又容易取得，反映消費者
進行自我診斷、選擇自己的療法和自我治療的慾望。
因此，走方醫的療法含括所有的醫療問題，但有些醫
療類別特別突出，像是絕望的病症或者是被汙名的疾
病仍舊是秘方的沃土，而十八世紀性病治療仍被視為
某種地下行業。

　　十八世紀商業醫療的爆炸性成長，關鍵在於走方
醫行銷其醫藥的方式。他們借助其他商業領域所用的
廣告方法，將他們的產品和任何方便有趣的東西結合
在一起。走方醫們使用公關技倆，激烈譴責他們的
競爭對手，並且為他們的療法或萬靈丹申請專利，像
是卡特小肝藥丸（Carter's Little Liver Pills）或是窮人友膏
（Poor Man's Friend Ointment）。他們使用的方法和正規醫
療人員的宣傳手段大同小異，但走方醫也會利用新的
商業形式與出版品，同時會將這些手法用到極致，以
博取顧客的注意。廣告是成功的柱石，許多廣告都很
大膽，並且使用通用的語彙，經常高度讚美特定療法
的好處，或是引用社會名流的背書。走方醫是老練的
心理學家，他們操弄顧客對保證與隱私的渴求；他們
玩弄潛在的慮病傾向以及通俗流行和科學時尚，銷售

各式各樣的醫藥來滿足所有的需求。

　　然而，走方醫並不是只想剝削每個冤大頭的無學識騙子。如果我們接受這樣的指控，不只是同意了當時對走方醫的批評，同時也採納了一套現代化與專業化的修辭。走方醫不是某種純粹的醫療「異己」（other），而是和正規醫學有密切的關係。事實上，合格的醫療人員發明了一些最暢銷的商業醫藥，像是詹姆士藥粉（James's Powder），並且經常為它們的有效性背書。走方醫是多元醫療體系的一部分，而且就像民間醫療一樣，他們和其他形式的照護互補。走方醫的許多療法和醫師的處方很相似，許多走方醫依循傳統的治療方法，或是將民間療法重新包裝。例如，大多數藥師販賣的鴉片製藥或專利醫藥，其實只是一般療法的商業版本。成藥的吸引力很廣泛；各個社會階層都使用它們。救濟窮人的慈善組織與國家機構都購買成藥，而醫師和藥師也使用它們。走方醫創造出一個大眾市場與品牌醫藥，他們透過販賣醫療商品與醫療器材來賺錢，而非透過他們的技術專長來賺錢。

　　上述現象會讓人想問：「這樣的醫藥有效嗎？」但在許多方面這個問題容易誤導人。正規醫療人員對於走方醫以及成藥的攻擊是出於自利；但究竟走方醫是否誠懇與具有能力卻是個難以論斷的問題。在法國

與英國所做的調查顯示，成藥和正規醫生所開的處方有著驚人的相似性，但主要的檢驗還在於當時人的評價。儘管走方醫受到正規醫療人員的反對，但由於當時正規醫學在治療上沒有多大的優勢，人們認為走方醫和成藥在療效上和正規醫療人員旗鼓相當。

歷史學者經常用經濟的角度來討論十八世紀的商業醫療，他們也在專業化與醫療化的架構下，研究反對非正規醫療與商業療法的運動。來自走方醫的競爭，確實使得正規醫療人員相當焦慮。十六世紀與十七世紀對走方醫的攻擊，主要焦點放在詐欺。十八世紀對於秘方成分的恐慌達到新的強度，其背景則是啟蒙運動對詐騙的關切，以及強調新發現必須受到檢驗。走方醫成為最佳的攻擊目標。正規醫療人員宣稱，不論病人症狀為何，走方醫都賣給他們同樣的藥。這樣的攻擊是啟蒙運動裡反對不實說法的一部分。萬靈藥牴觸當時醫療的主流看法，後者強調每個病人都是獨特的個人，需要一套複雜的療程。在英國和法國都有人對獨家藥物進行化學研究和臨床調查，揭發其成分並加以譴責，還經常警告大眾，不要把錢花在潛在的毒藥或無效的治療。到了十九世紀，這樣的關切挑起對商業詐欺和不實成分的廣泛恐懼。

隨著醫療競爭激烈化，走方醫被譴責是做出誇大

宣稱及違反醫療正統。正規醫療人員表示，走方醫的治療沒有任何好處。到了十九世紀中葉，批評者稍微調整其立場。走方醫和秘方越來越被批評為毫無價值或有潛在的危險。醫生們宣稱，攻擊走方醫是種公共責任，用以保護無助而容易受騙的人，免得他們因為對慢性疾病與不治之症的無知與焦慮，而被不檢點的人剝削。然而，此種攻擊基本上來自於對知識上與商業上的競爭的不安。隨著相當多的醫療人員投資於訓練，並致力形塑專業身分，對於走方醫的攻擊也隨之強化。走方醫被視為營利行業與商業化的代表，正規醫療人員在形塑其專業身分時，急切想和此保持距離〔參見〈專業化〉〕。正規醫療人員警覺到，走方醫將大眾意見抬舉到高過專業判斷的程度，而認為走方醫冒犯了他們所景仰的專業標準。因此，對走方醫的指控，反映了對競爭的恐懼、專業醫療與民間醫療的對立，以及醫療究竟應該是營利生意還是令人尊重的紳士行業。

十八世紀獨家藥物的大量出現，促使正規醫療人員尋求更多的法律管制，以保護自身利益與大眾安全。當然，企圖對醫療進行管制，並非十八世紀或十九世紀獨特的現象，近現代歐洲的藥典列出可用的處方，並且在地方和全國層次上實施醫療證照措施〔參見〈專業化〉〕。然而，隨著醫療市場的擴張與正規

醫療人員感到威脅，管制醫療的動作也隨之強化。對
走方醫與競爭的恐懼，成為醫師團結要求管制的觸發
點，一般認為這個過程對專業化有根本的重要性。監
控治療行業與醫療活動的需求，得到國家的支持。證
照體系進行修正，新的措施如英國1868年通過的《藥
劑法》（Pharmacy Act），或是芬蘭在1928年提出對專利
藥物的管制，都是用來控制某些藥物的銷售。正如歷
史學者馬修・蘭西（Matthew Ramsey）所指出，對歐洲
政府而言，銷售危險藥物是比不良醫療更急迫的威
脅，也更容易界定與取締。5

　　然而，反對走方醫與獨家藥物的運動經常沒有效
果。商業化的現實、財產權的性質，以及從商業藥方
廣告獲得相當利潤的出版業擁有日益強大的力量，都
限制了採取行動的空間。國家與證照單位有其極限，
他們往往行動不一致，使得有效的管制受到阻礙。近
現代時期的證照做法有其缺陷，其實施範圍往往僅限
於都會地區。十八世紀與十九世紀的證照制度，對管
制走方醫銷售處方的效果也同樣不彰。法國這方面
的努力包括皇家醫學會（the Société Royale de Médecine）

5　Matthew Ramsey, 'Academic Medicine and Medical Industrialism:
The Regulation of Secret Remedies in Nineteenth-Century France', in
Mordechai Feingold, and Ann La Berge (eds), *French Medical Culture in
the Nineteenth Century* (Amsterdam: Rodopi, 1994), p.25.

在1780年代和1790年代的活動、1810年成立的帝
國委員會的工作，以及1820年創設的皇家醫學學院
（Académie Royale de Médecine），它們對秘方的管制都成
效有限。立法和證照系統無法禁止密方，也無法提供
一套能夠應付十九世紀製藥工業快速成長的架構。取
締很難有效進行。法律的漏洞、偏遠地區和交通不
便、官員人數過少，以及走方醫和獨家藥方的廣受歡
迎，都侷限了法律的有效性，而讓走方醫以及獨家藥
方和專利醫藥物的銷售者生意持續興隆。

✦ 1800年之後的商業醫療 ✦

從史學文獻常會得出一個誤導的推論，那就是現
代醫療的興起和國家福利的成長，取代了走方醫藥
方，或使得走方醫轉型為另類醫療執業者。這樣的
看法忽略了成藥大眾市場的成長，且誇大了醫院醫學
或專業化的力量。醫療企業家在1800年之後不只沒
有被排除，還持續興隆。有些走方醫擁抱另類醫療，
但有更多人利用獨家醫藥所帶來的商業機會。號稱能
治療任何病痛的藥方充斥市場。隨著報章雜誌編輯限
制的放鬆，以及插圖的改善，十八世紀的行銷策略仍
受到採用，廣告則變得越來越誇張。市場仍舊高度分
化，範圍包括在鄉下市集叫賣的走方醫、各式各樣的
藥劑師與藥師以及製造商。成名品牌藥物依然生意興

隆，而隨著各種萬靈藥和特效藥的種類增加，新的品牌也陸續出現。即使許多這類藥物和正規藥物在成分上有所重疊，兩者供應的脈絡卻相當不同。

促使走方醫的療法在十八世紀戲劇性興起的那些力量，在十九世紀繼續推動商業醫藥的市場。詹姆士・沃伊克（James Woycke）關於德國專利藥的研究指出，這些藥物持久的吸引力來自於它們融合了「傳統民俗與工業做法」，不過市場的壓力也發揮作用。[6]可支配收入的長期提升、出版業的成長、交通的改善以及藥物價格的降低，都促使市場擴張與競爭更加激烈。這些商業醫藥定價合宜，而且有社會名流、政治人物、醫療人員與皇室成員的背書。這些因素再加上積極的廣告，特別是女性雜誌的廣告，刺激了對量產行銷之處方藥的需求。德國到了1871年有一千種以上的專利藥物在市面上販售。

然而十九世紀的醫療市場更加完整分化工，以至於某些商業醫藥，特別是那些由製藥工業發展出來的藥物，能夠連結到醫師處方與合乎倫理的治療。即便有些專利藥或獨家藥方仍被指為危險，醫療企業家將

6　James Woycke, 'Patent Medicines in Imperial Germany', *Canadian Bulletin of the History of Medicine* 9 (1992), p. 52.

工業生產與商業發行的成藥打造成合乎正道的形式。
行銷管道擴張使這些醫藥可以在雜貨店、合作社與藥
房輕易取得，而且還可透過日益發達的郵購方式來
購買。這樣的需求提供了英國的布氏藥房（Boots the
Chemist）這類連鎖藥店興起的背景。這些藥房不僅販
賣他人的獨家藥方，也販賣自己的品牌。

　　到了二十世紀初期，品牌醫藥成為一門發達的生
意。這時開始出現藥物倫理的壓力，要求透過有聲
譽的商家來銷售成分標準的藥物，也開始引進對危
險、有毒或添加物質的管制。維他命狂熱、把食品與
健康搭上關係（保衛爾〔Bovril〕、歐索〔Oxo〕和家樂
氏〔Kellogg's〕等品牌都是顯例），以及強調健康、體
能與美麗對國家的重要性，這些新的健康運動都擴大
了醫藥與健康產品的市場。在德國，大眾眼中的醫學
危機和對正規醫療人員的不信任，助長了對商業醫療
與另類醫療的支持。其他國家對正統醫療的焦慮並沒
那麼明顯，但商業醫療大眾市場的持續成長是個全歐
洲的現象，其所借助的是新的商業作法與藥物能夠恢
復健康的傳統觀念。新的量產技術使得醫藥成為商品
文化的先鋒，幫藥丸加上糖衣的做法使得它們更容易
吞服。醫療創業精神取得新的形式，並更進一步精
鍊；德國的拜耳（Bayer）或英國的布羅衛康（Burroughs
Welcome & Co.）等化學製藥公司，就是箇中翹楚。它

們利用科學現代性與公開透明的觀念，避免外界的懷疑；它們投資研發實驗室，不只為醫療人員提供處方藥，還製造利潤豐厚的成藥。這使得獨家醫藥當中，出現了祕方與倫理藥方的新區別。到了1940年代，商業醫療與非處方藥成了產值數以百萬計的國際生意，顯然也是個人因應日常生活病痛的方法。

✦ 走方醫、商業醫療和醫學知識 ✦

有人認為走方醫是無知與非理性的，而他們所販賣的療法是危險的，歷史學者則開始反對這樣的看法，並且指出走方醫和商販所提供的醫藥，經常和正規醫療十分相似。走方醫和正規醫療人員使用類似的藥物，這樣的證據顯示兩者界線並不嚴格。因此，與其注意正規醫療與非正規醫療的差別，不如將之設想為商業化醫療與非商業化醫療的分化。正統醫療和走方醫的交集遠大於分歧。

商業醫療的促銷者把他們的產品和主流掛勾，做法包括藥物的名稱、附贈印有醫療指南的標籤與手冊，或是引用醫學權威的說法。就成分而言，當時許多研究都顯示，走方醫的醫藥和正統醫藥的差別其實很小。例如在近現代的義大利，藥師和走方醫使用相似的成分，而且都服膺希波克拉底－蓋倫（Hippocratic-

Galenic）的傳統。他們都調配販售病人用以自我治療的藥物；直到十九世紀晚期，正規醫療人員和走方醫的唯一區別，往往是他們和顧客互動的方式。

走方醫還有專利藥物的製造商利用最新的流行，並使用正統醫學的語言，還吸收醫學的創新。1840年引進乙醚與氯仿的醫療用途之後，促成了止痛藥大眾市場的擴張；十九世紀晚期隨著大眾對於病菌學說日益熟悉，市場也就出現了消毒肥皂或是石碳酸噴霧器。這些產品都宣稱運用科學知識。即使1880年代隨著現代藥理學的成長以及化學合成藥物的引進，導致獨家醫藥和處方醫藥的差異增大，商業醫藥的製造者也很快汲取這種發現與價值觀，並投資實驗室研究。在畢勤（Beecham's）或布氏（Boots）等藥房的轉型，最能清楚地看到這點；這兩家藥局設置世界規模最大的培養廠來生產盤尼西林。這是一種雙向的關係，製藥公司也投資獨家藥方與維他命，這是他們重要的收入來源。

走方醫與商業醫療對正統醫學的醫療運作有幾個方面的貢獻。透過對不同技術的實驗，走方醫的想法和醫藥得以進入主流。例如用電流來進行治療，這樣的做法在十九世紀中葉，隨著醫療人員重新界定電療背後的社會理念與哲學合理性，而從邊緣變

成主流。當阿斯匹靈在 1899 年由拜耳公司引進時，是種獨家藥方，但很快就變成「世紀之藥」（Drug of the Century）。更重要的是，正如波特在《販賣健康》一書所指出，走方醫彰顯了沒有醫師的生活會是多麼不舒服，而他們對社會的醫療化也有所貢獻。例如，在傑羅姆·克拉普卡·傑羅姆（Jerome K. Jerome）的小說《三人同舟》（*Three Men in a Boat*, 1889）的主角，就因為專利養肝丸的傳單讓他十分不安而跑去找醫師。

　　商業醫療因此有一些重要而互相矛盾的功能。它們的成長促成民眾醫療習慣的改變，並偏好使用成藥。反對它們，則造就了醫療改革以及正規醫療人員的自我認知與組織方式，商業醫療允許病人規避醫囑，卻也有助於社會的醫療化。最重要的是，商業醫療發展了醫療的商業面以及自我治療的機會，對於處身醫療市場變遷中的病人而言，他們接觸到的不見得是正規醫療人員，還包括民俗療法、獨家療法、商業療法與家用療法，選擇和行動的能力對他們仍然至為重要。

進階讀物

✣ 關於醫療市場的概念，讀者最好的起點是 Frank Huisman, 'Shaping the Medical Market: On the Construction of Quakery and Folk Medicine in the Dutch Historiography' *Medical History* 43 (1999), pp. 359-75

　　或是 Patrick Wallis and Mark Jenner (eds), *Medicine and the Market in England and its Colonies, c.1450-c.1850* (London: Palgrave Macmillan, 2007)。

　　Mary Lindemann, *Medicine and Society in Early Modern Europe* (Cambridge: Cambridge University Press, 2010)提供近現代歐洲自助醫療的絕佳綜覽。

✣ 關於前工業時期英格蘭民間醫療的性質，Roy Porter (ed.), *Patients and Practitioners: Lay Perceptions of Medicine in Pre-Industrial Society* (Cambridge: Cambridge University Press, 1985)這本論文集提供扎實的引介。

　　Lucinda Beier, *Sufferers and Healers: The Experience of Illness in Seventeenth-Century England* (London: Routledge, 1987)則是對「中間階層」更為詳細的檢視。

✣ 關於法國與義大利的情況，應該閱讀 Colin Jones and Laurence Brockliss, *The Medical World of Early Modern France* (Oxford: Clarendon Press, 1997)

　　以及 David Gentilcore, *Healers and Healing in Early Modern Italy* (Manchester: Manchester University Press, 1998)。

✣ 關於十八世紀的走方醫，最好的研究仍是 Roy Porter, *Quacks: Fakers and Charlatans in Medicine* (Stroud: Tempus, 2003)，這是作者1989年開創性的著作 *Health for Sale* 的插圖版。

❖ 關於十九與二十世紀專利藥物的著作很少，James Woycke, 'Patent Medicines in Imperial Germany', *Canadian Bulletin of the History of Medicine* 9 (1992), pp. 41-56；

以及 Carsten Timmerman, 'Rationalization "Folk Medicine" in Interwar Germany: Faith, Business and Science at "Dr Madaus & Co."', *Social History of Medicine* 14 (2001), pp.459-82 說明專利藥物仍舊重要。

❖ 若對醫療多元主義感興趣，Waltraud Ernst (ed.), *Plural Medicine, Tradition and Modernity*, 1800-2000 (London: Routledge, 2002) 涵蓋多種脈絡。

❖ 對另類醫療感興趣的讀者，W. F. Bynum and Roy Porter (eds.), *Medical Fringe and Medical Orthodoxy, 1750-1850* (London: Croom Helm, 1987)

以及 Roger Cooter (ed.), *Studies in the History of Alternative Medicine* (Basingstoke: Palgrave Macmillan, 1998)，都是優秀的論文集。

❖ 關於另類醫療如何適應、生存與興隆，Roberta Bivins, *Alternative Medicine: A History* (Oxford: Oxford University Press, 2007) 是深思熟慮的研究。

左岸歷史　210

**歐洲醫療
五百年**

卷一|
醫療與常民

AN
INTRODUCTION
TO THE
SOCIAL
HISTORY OF
MEDICINE:
EUROPE
SINCE 1500

作　　者	克爾·瓦丁頓（Keir Waddington）
譯　　者	李尚仁
總 編 輯	黃秀如
責任編輯	林巧玲
社　　長	郭重興
發行人暨 出版總監	曾大福
出　　版	左岸文化
發　　行	遠足文化事業股份有限公司
	231台北縣新店市民權路108-2號9樓
電　　話	（02）2218-1417
傳　　真	（02）2218-8057
客服專線	0800-221-029
E - M a i l	service@bookrep.com.tw
左岸臉書	facebook.com/RiveGauchePublishingHouse
法律顧問	華洋法律事務所　蘇文生律師
印　　刷	成陽印刷股份有限公司
初　　版	2014年8月
初版三刷	2018年12月
定　　價	300元

I S B N　978-986-5727-08-6
有著作權　翻印必究（缺頁或破損請寄回更換）

歐洲醫療五百年·卷一，醫療與常民／
克爾·瓦丁頓（Keir Waddington）著；李尚仁譯.
－初版.－新北市：左岸文化出版；遠足文化發行，2014.08（左岸歷史；210）
譯自：An introduction to the social history of medicine : Europe since 1500
ISBN　978-986-5727-08-6
1.醫學史 2.歐洲
410.94　　103012960